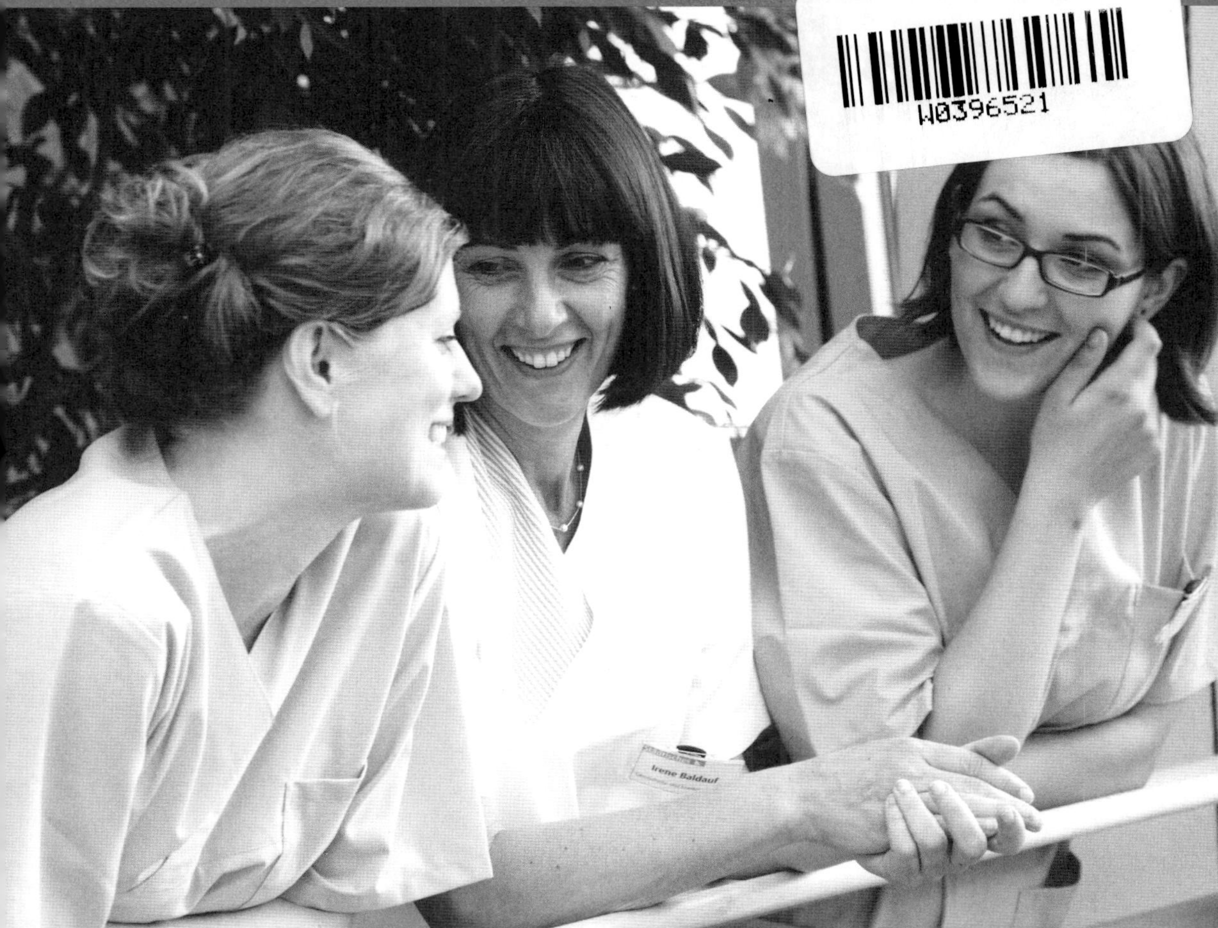
Irene Baldauf

Thieme

Heidelberger Curriculum

Pflege generalistisch ausbilden

Herausgegeben von:
Akademie für Gesundheitsberufe Heidelberg gGmbH
Gesundheits- und Krankenpflegeschule am Universitätsklinikum Heidelberg
Wieblinger Weg 19
69123 Heidelberg

Federführender Autor:
Reinald Schmidt-Richter

Unter Mitwirkung von:
Christiane Büscher
Burkhard Götsch
Regina Graetsch
Wiltrud Grosse
Margareta Heck
Maria Jaeger
Anja König
Jürgen Krauth
Heike Kübler
Ute Kuhn-Jahns
Bettina Pankratz
Carola Prüß
Marianna Rogers
Elisabeth Schmitt
Andrea-Eva Schwarz
Petra Weiß
Beate Weisser

Georg Thieme Verlag
Stuttgart · New York

Bibliografische Information
der Deutschen Nationalbibliothek

Die Deutsche Nationalbibliothek verzeichnet diese Publikation in der Deutschen Nationalbibliografie; detaillierte bibliografische Daten sind im Internet über http://dnb.d-nb.de abrufbar.

Rüdigerstraße 14
70469 Stuttgart
Deutschland
Telefon: +49/(0)711/8931-0
Unsere Homepage: www.thieme.de

Umschlaggestaltung: Thieme Verlagsgruppe
Umschlaggrafik: Logostylish – fotolia.com
Kapiteleinstiegsbilder: Alexander Fischer, Baden-Baden
Satz und Grafiken: medionet Publishing Services Ltd, Berlin
gesetzt aus Adobe Indesign CS5
Druck: Grafisches Centrum Cuno, Calbe

ISBN 978-3-13-164051-2
Auch als E-Book erhältlich:
ISBN 978-3-13-164061-1

Wichtiger Hinweis: Wie jede Wissenschaft ist die Medizin ständigen Entwicklungen unterworfen. Forschung und klinische Erfahrung erweitern unsere Erkenntnisse, insbesondere was Behandlung und medikamentöse Therapie anbelangt. Soweit in diesem Werk eine Dosierung oder eine Applikation erwähnt wird, darf der Leser zwar darauf vertrauen, dass Autoren, Herausgeber und Verlag große Sorgfalt darauf verwandt haben, dass diese Angabe **dem Wissensstand bei Fertigstellung des Werkes** entspricht.

Für Angaben über Dosierungsanweisungen und Applikationsformen kann vom Verlag jedoch keine Gewähr übernommen werden. **Jeder Benutzer ist angehalten**, durch sorgfältige Prüfung der Beipackzettel der verwendeten Präparate und gegebenenfalls nach Konsultation eines Spezialisten festzustellen, ob die dort gegebene Empfehlung für Dosierungen oder die Beachtung von Kontraindikationen gegenüber der Angabe in diesem Buch abweicht. Eine solche Prüfung ist besonders wichtig bei selten verwendeten Präparaten oder solchen, die neu auf den Markt gebracht worden sind. **Jede Dosierung oder Applikation erfolgt auf eigene Gefahr des Benutzers**. Autoren und Verlag appellieren an jeden Benutzer, ihm etwa auffallende Ungenauigkeiten dem Verlag mitzuteilen.

Geschützte Warennamen (Marken) werden **nicht** besonders kenntlich gemacht. Aus dem Fehlen eines solchen Hinweises kann also nicht geschlossen werden, dass es sich um einen freien Warennamen handelt.

Geleitwort

Die „Heidelberger generalistische Pflegeausbildung" steht mit ihrem Autorenteam für eine der ersten Schulen für Gesundheits- und Krankenpflege, die sich mit der Zusammenführung traditioneller Ausbildungen in der Alten-, Kranken- und Kinderkrankenpflege zu einem generalistischen Pflegeberufsprofil auseinandersetzten. Jeder, der sich mit einer solchen Aufgabe vertraut macht, weiß um die Auseinandersetzung mit tradierten Konzepten und weiß auch, wie vielfältig die Visionen sein müssen, um tatsächlich eine neue Ausrichtung in der Bildung zu erreichen.

Das ist für den Heidelberger Standort keine ungewohnte Situation, gibt es hier doch schon seit 1953 eine 3-jährige Pflegeausbildung, die erst mehr als 12 Jahre später Regelangebot für Deutschland wurde. Seitdem finden hier Lehrende und Lernende ihre berufliche Sozialisation und Identität in einer Pflege, die internationalen Anforderungen genügt: Anerkennung der ersten Curricula durch den International Council of Nursing (ICN) und damit die USA-Registrierung ihrer Absolventen, Auslandseinsätze der Schüler und Schülerinnen, Qualitäts-Zertifizierung der Schule seit 2002, Mitwirkung bei der Ständigen Konferenz der Weiterbildungsinstitute und bei der Gründung des Deutschen Vereins zur Förderung der Pflegewissenschaft und -forschung, beim Förderpreis für Krankenpflegeschulen, ausgelobt von der Robert Bosch Stiftung, zweimal Träger des ersten Preises, u. a. 1998 für das Projekt „Der europäische Gedanke" als Bestandteil der Pflegeausbildung in Theorie und Praxis in Zusammenarbeit mit dem Erasmus-Programm.

Der hohe pädagogische Standard der Schwesternschule der Universität Heidelberg stand und steht bis heute als Impulsgeber und Referenzzentrum für viele Pflegeschulen über Landesgrenzen hinweg.

Das gilt auch für die Nachfolgeinstitution, die Gesundheits- und Krankenpflegeschule am Universitätsklinikum Heidelberg in der Akademie für Gesundheitsberufe.

Das Neue an dem jetzt vorliegenden Curriculum ist, dass über den curricular-inhaltlichen Ansatz eine neue Berufskonturierung entwickelt wird. Gefolgt wird in diesem Zusammenhang den aktuellen und auch den prognostizierten Bedarfen in der gesundheitlichen Versorgung im Hinblick auf Hochaltrigkeit und Chronifizierung von Krankheiten. Angestrebt wird ebenso eine Beschäftigungsoption für die Absolventinnen und Absolventen für alle Versorgungssysteme der direkten Pflege.

Die Struktur des Curriculums berücksichtigt die europäisch gesetzten Anforderungen an Bildungsgänge, wie Modularisierung von Lerneinheiten und Kompetenzorientierung in den unterschiedlichen Verantwortungsbereichen, die Vernetzung von theoretischer und praktischer Ausbildung sowie Hinweise auf das Lehr-/Lerndesign und auf die Ergebnissicherung.

Bedeutsam ist, welchen Platz die Praxis in den Gesundheitseinrichtungen den so ausgebildeten Gesundheits- und Krankenpflegerinnen einräumt und mit welchen Kompetenzen diese Impulse setzen für eine qualitativ hochstehende Pflegepraxis.

Berlin/Grevenbroich
im Mai 2012

Gertrud Stöcker
Stellvertretende Präsidentin Deutscher
Berufsverband für Pflegeberufe e. V. (DBfK)

Vorwort

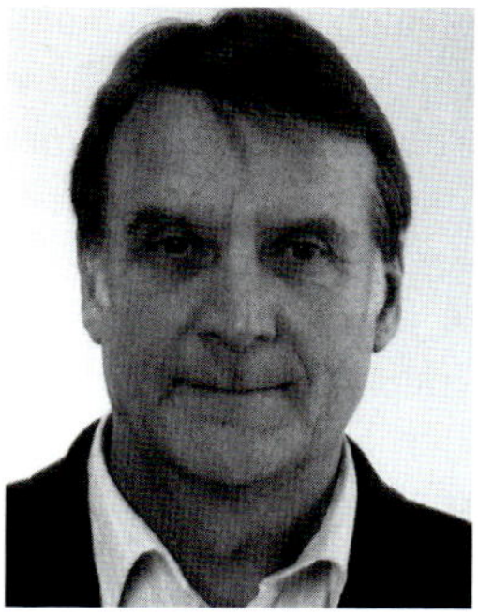

Derzeit wird in Deutschland eine leidenschaftliche Diskussion um die Zusammenführung der altersbezogenen Pflegeausbildungen geführt. Insbesondere im Blick auf die Situation in Europa wird die Vereinheitlichung vorangetrieben. Bei Lehrenden der verschiedenen Schultypen besteht Ungewissheit: Wie werden sich die Ausbildungen verändern? Sollen jetzt etwa alle Inhalte der drei Ausbildungen addiert und quasi schneller unterrichtet werden? Wird angesichts der Stofffülle die Zeit für eine vertiefende Bearbeitung wichtiger Themen fehlen?

Mit dem Heidelberger Curriculum haben wir eine generalistische Ausbildung entwickelt, erprobt und als erfolgreich evaluiert. Die Wurzeln reichen weit zurück. Schon seit der Gründung in den 1950er-Jahren schloss das Ausbildungskonzept der Schwesternschule der Universität Heidelberg (USH) die Pflege von Menschen aller Altersgruppen ein. So lag es nahe, bei der anstehenden Überarbeitung des Curriculums die generalistischen Aspekte besonders herauszustellen. Wiltrud Grosse, Schulleiterin von 1995 – 2006, konnte die Anerkennung als generalistische Modellausbildung erreichen. Der erste Modellkurs startete im April 2005.

Ungeachtet der Verschmelzung der USH mit der Krankenpflegeschule am Universitätsklinikum Heidelberg wurde das generalistische Konzept bis einschließlich Kurs 2009 erprobt, evaluiert und weiterentwickelt. Seither ist es zur Regelausbildung geworden. Die gemachten Erfahrungen und die vornehmlich durch Frau Dr. Christiane Büscher durchgeführte Evaluation ermutigen uns, das Curriculum der Pflegeöffentlichkeit zugänglich zu machen. Elisabeth Schmitt, die erste Leiterin der neu entstandenen Gesundheits- und Krankenpflegeschule am Universitätsklinikum Heidelberg in der Akademie für Gesundheitsberufe Heidelberg, setzte sich nachdrücklich für die Veröffentlichung ein und gewährte uns Lehrenden den nötigen Freiraum.

Die Verantwortung für die Erstellung und Weiterentwicklung der einzelnen Module lag und liegt in Händen der jeweils zugeordneten Kolleginnen und Kollegen, die mich bei der Erstellung dieses Buches tatkräftig unterstützten. Besonders danken möchte ich meiner Kollegin Maria Jaeger, die durch ihre Mitwirkung im Transfernetzwerk Innovative Pflege (TIP) das Heidelberger Curriculum in der Fachöffentlichkeit vertrat und immer wieder sehr wesentliche Impulse einbrachte. Wir sind überzeugt, dass Sie im Heidelberger Curriculum wertvolle Anregungen und Denkanstöße finden und freuen uns auf Ihre Rückmeldung

Heidelberg im Mai 2012

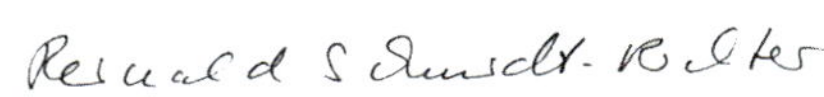

Reinald Schmidt-Richter ist Gesundheits- und Krankenpfleger und Lehrer für Pflegeberufe. Der Mastergrad MSc Nursing and Health wurde ihm an der University of Edinburgh verliehen. Seit 1988 gehört er dem Team der Schwesternschule der Universität Heidelberg bzw. der mittlerweile daraus hervorgegangenen Gesundheits- und Krankenpflegeschule am Universitätsklinikum Heidelberg in der Akademie für Gesundheitsberufe Heidelberg an. Bekannt wurde er u. a. durch seine Mitarbeit in den Sektionen Öffentlichkeitsarbeit und Historische Pflegeforschung der Deutschen Gesellschaft für Pflegewissenschaft e. V. sowie durch seine Tätigkeit als Experte für pflegerische Interventionen beim Thieme CNE-Expertenrat.

Reinald Schmidt-Richter
Gesundheits- und Krankenpflegeschule der Akademie für Gesundheitsberufe Heidelberg gemeinnützige GmbH
Wieblinger Weg 19
69123 Heidelberg
Reinald.Schmidt-Richter@med.uni-heidelberg.de

Inhaltsverzeichnis

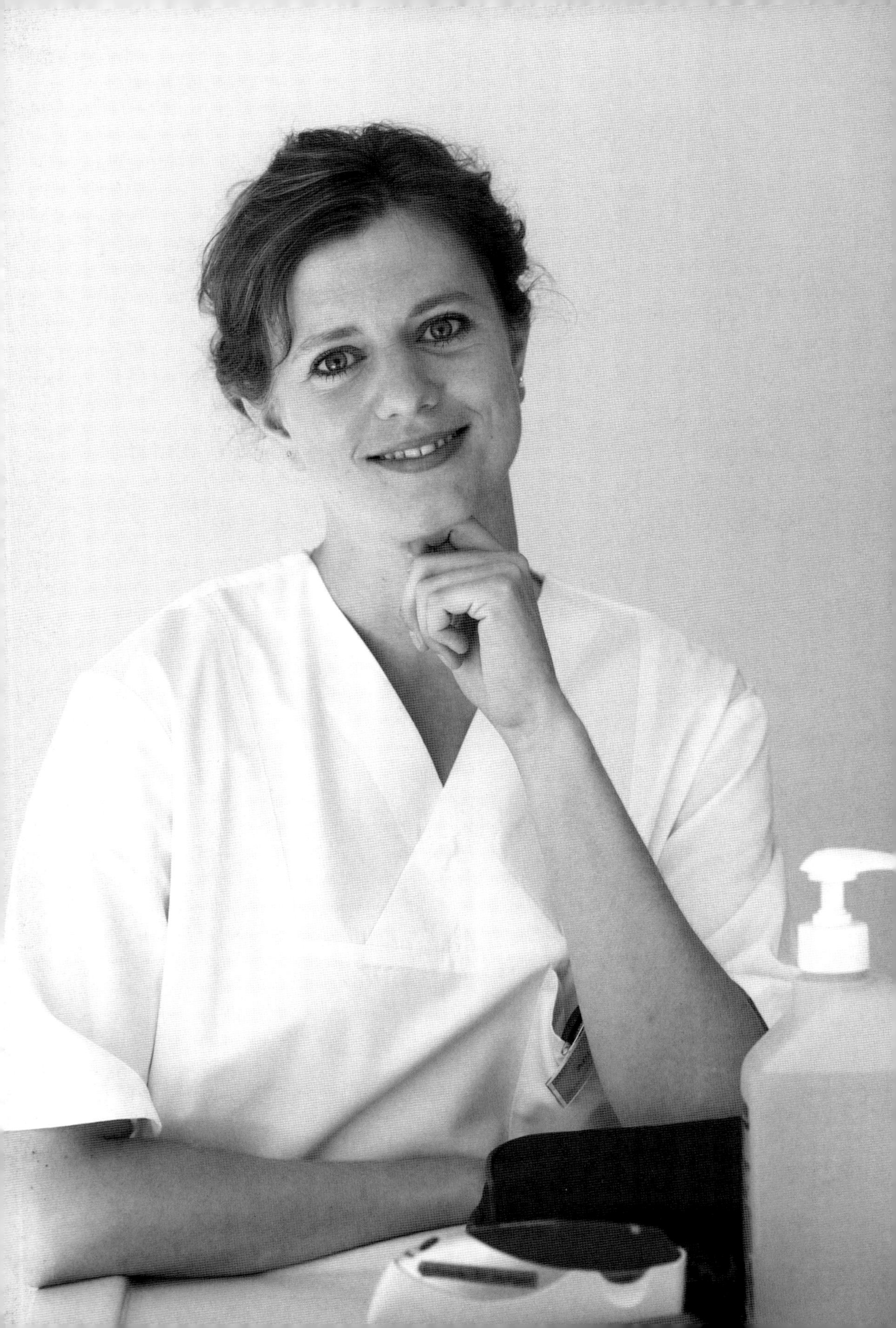

1 Einleitung

1 Einleitung

Warum dieses Buch?
Die gegenwärtigen Veränderungen in der deutschen Gesundheits- und damit auch der Pflegelandschaft der letzten Jahre erfordern eine zukunftsfähige Weiterentwicklung der Pflege. Von Pflegenden werden zunehmend breit angelegte, übergreifende Kompetenzen erwartet. Fähigkeiten zur Vernetzung, Koordination, Kooperation, Führung sind notwendig für die Gestaltung eines effizienten Gesundheitssystems, das den Bedürfnissen und Ressourcen der Menschen gerecht wird. Wichtig ist sowohl eine horizontale als auch eine vertikale Durchlässigkeit:

- **Horizontale Durchlässigkeit** in Bezug auf die Versorgung und Pflege von Menschen aus allen Altersgruppen in den verschiedensten Einrichtungen und Settings innerhalb Europas. Dies schließt auch die interprofessionelle Zusammenarbeit mit Angehörigen anderer Gesundheitsberufe ein.
- **Vertikale Durchlässigkeit** als Aufstiegsmöglichkeiten in verschiedene Spezialisierungen, zu denen auch Studienangebote im Hochschulbereich gehören.

Grundlage für eine zukunftsorientierte Pflege ist naturgemäß eine entsprechende Ausbildung, die nachhaltig auf die gegenwärtigen Herausforderungen vorbereitet und die zudem für die künftigen Bewerberinnen und Bewerber attraktiv ist.

Wir haben an unserer Gesundheits- und Krankenpflegeschule ein generalistisches Ausbildungskonzept entwickelt, das nach unserer Überzeugung geeignet ist, den neuen Anforderungen wirksam zu begegnen. Die Ausbildung bereitet auf die Pflege von Menschen aller Altersgruppen vor, sowohl zu Hause als auch in den verschiedenen Einrichtungen des Gesundheitswesens. Sie orientiert sich dabei an der jeweiligen individuellen Situation des Menschen in seinen sozialen Bezügen.

Es geht hierbei keinesfalls um eine Addition der bisherigen altersspezifischen Berufe (Gesundheits- und Kinderkrankenpflege, Gesundheits- und Krankenpflege, Altenpflege). Es entsteht vielmehr ein völlig neues Berufsbild. Die Absolventen erwerben eine breit gefächerte Kompetenz zur Pflege von Menschen jeden Alters in den unterschiedlichsten Settings. Dieses Ausbildungsziel lässt sich mit einem lernzielorientierten Fächerkanon nicht erreichen. Stattdessen werden die Lerninhalte in Modulen zusammengefasst: Im Mittelpunkt steht die Vermittlung von grundlegenden gemeinsamen Kompetenzen und Kenntnissen für die Pflege von Menschen in allen Lebensphasen in ihren sozialen Bezügen.

Dies ist ohne eine enge Verknüpfung von theoretischer und praktischer Ausbildung nicht möglich. Da nicht alle denkbaren Pflegesituationen in allen Altersgruppen behandelt werden können, muss die Ausbildung auf Exemplarität und Transferlernen fokussieren. Dadurch wird den Absolventen das Handwerkszeug mitgegeben, sich eigenständig und selbstgesteuert in ihnen bisher unbekannte Tätigkeitsfelder einzuarbeiten. Die erlernten Handlungskompetenzen ermöglichen ihnen einen Berufsstart in der Pflege von Menschen in unterschiedlichen Lebensphasen und -situationen, ohne sich bereits spezialisieren zu müssen.

Die Erfahrungen der Absolventinnen und Absolventen, die im Beruf stehen, zeigen die Bedeutung des generalistischen Ansatzes. Nicht die Erweiterung der Arbeitsfelder in Richtung Gesundheits- und Kinderkrankenpflege oder Altenpflege ist für sie von Bedeutung: Nur wenige von ihnen haben dort den Arbeitsplatz. Vielmehr erleben sie die Erweiterung ihrer beruflichen Kompetenzen auf alle Altersgruppen, die sie z. B. als Pflegekräfte in Akutkrankenhäusern pflegen. Unser Curriculum wird seit mehreren Jahren erprobt und weiterentwickelt. Unsere sehr ermutigenden Erfahrungen möchten wir nun der „Pflegeöffentlichkeit“

zugänglich machen. Wir laden Sie ein, diesen Weg ein Stück mit uns zu gehen, und freuen uns auf Anregungen, Meinungen und Kritik.

Wer sind wir?
Das vorliegende Curriculum wurde von Lehrerinnen und Lehrern der Gesundheits- und Krankenpflegeschule am Universitätsklinikum Heidelberg in der Akademie für Gesundheitsberufe Heidelberg (AfG Heidelberg) entwickelt. Vorbereitung, Implementierung und Evaluation wurden im laufenden Ausbildungsbetrieb geleistet, ohne zusätzliche Finanzierung von außen. Dies war insbesondere dadurch möglich, dass wir auf den langjährigen Erfahrungen der Schwesternschule der Universität Heidelberg aufbauen konnten, deren Konzepte schon wesentliche Prinzipien einer generalistischen Ausbildung enthielten. Auf Initiative der damaligen Schulleiterin, Frau Wiltrud Grosse, wurde die Anerkennung als Modellausbildung durch das Sozialministerium Baden-Württemberg erreicht.

Insgesamt fünf Ausbildungsjahrgänge wurden ab 2005 als Modelllehrgang durchgeführt. Seit dem Ausbildungsjahr 2010 läuft die generalistische Pflegeausbildung an der Gesundheits- und Krankenpflegeschule der AfG Heidelberg im Regelbetrieb. Jeden April startet ein generalistischer Kurs mit jeweils 25 Schülerinnen und Schülern.

An wen wendet sich das Buch?
Das vorliegende Konzept wendet sich an Lehrende in verschiedenen Ausbildungen für Gesundheitsberufe, die Grundlagen für ein breit gefächertes Fachwissen vermitteln und dabei die Pflege von Menschen aller Altersstufen herausstellen möchten. Auch für Studierende aus pflegewissenschaftlichen Studiengängen kann es hilfreich sein, da es beispielhaft zeigt, wie eine neue Bildungskonzeption konkret umgesetzt und evaluiert werden kann. Das Konzept fokussiert überwiegend auf die Ausbildungen Gesundheits- und Kinderkrankenpflege, Gesundheits- und Krankenpflege sowie Altenpflege. Eine unveränderte Übernahme des Curriculums wird nur selten möglich sein. Die Aufteilung in eigenständige Module ermöglicht es den Lehrenden jedoch, einzelne Elemente sukzessive in die jeweilige Ausbildung zu integrieren.

Jedes Modul listet die wichtigen Inhalte auf, nennt die geförderten Kompetenzen, gibt Hinweise zur Verknüpfung mit der Praxis und macht Vorschläge für eine pädagogische Umsetzung. Soweit möglich und sinnvoll werden Hinweise gegeben, wie die verschiedenen Altersgruppen jeweils berücksichtigt werden können. Da die Module nicht bis in kleinste Einzelheiten ausdifferenziert sind, kann eine Anpassung an lokale Gegebenheiten und Bedürfnisse ohne allzu große Veränderungen erfolgen. Im Sinne der angestrebten horizontalen Durchlässigkeit können auch Unterrichtende aus anderen Gesundheitsberufen Anregungen aufgreifen oder Anteile in die Ausbildung übernehmen.

Wie ist es entstanden?
Das vorliegende Curriculum wurde zunächst von der Schwesternschule der Universität Heidelberg entwickelt. Bereits seit der Gründung 1953 bezog sich hier die Pflegeausbildung auf Menschen aller Lebensphasen in Gesundheit und Krankheit, in stationären und außerstationären Bereichen des Gesundheitswesens. Diese Konzeption war an den Empfehlungen des International Council of Nurses (ICN) orientiert und hatte sich in vielen Ländern bewährt (DBfK 2006). Für Bewerberinnen und Bewerber galt die internationale Orientierung immer als attraktives Merkmal bei der Wahl des Ausbildungsplatzes. Auf politischer Ebene wurde und wird eine Angleichung der bestehenden altersgruppenorientierten Ausbildungen gefordert. So lag es nahe, das Ausbildungskonzept modellhaft für eine dreijährige generalistische Pflegeausbildung weiterzuentwickeln. Nach der Genehmigung durch das Sozialministerium Baden-Württemberg konnte im April 2005 der erste generalistische Modellkurs beginnen.

Auch in den Folgejahren startete jeweils ein Kurs mit jeweils ca. 25 Schülerinnen und Schülern. Die Ausbildung bewegt sich im Rahmen des aktuellen Krankenpflegegesetzes und entspricht den Anforderungen des vorläufigen Landeslehrplans Baden-Württemberg (Sozialministerium Baden-Württemberg 2004). Sie schließt mit der staatlichen Prüfung zum/zur Gesundheits- und Krankenpfleger/-in ab. Seit 2010 ist das generalistische Konzept eine Regelausbildung an der Gesundheits- und Krankenpflegeschule in der AfG Heidelberg, in die seit 2006 die ehemalige Schwesternschule der Universität Heidelberg integriert ist. Die gewonnenen Erfahrungen und die aus den Evaluationen gewonnenen Erkenntnisse fließen laufend in die weitere Entwicklung des Curriculums ein. Dadurch steht uns das Curriculum als aktuelles Handbuch für die praktische Umsetzung der generalistischen Pflegeausbildung zur Verfügung.

Was ist der Inhalt des Buches?

Im **ersten Teil** (Kapitel 2) wird der Begründungszusammenhang dargestellt, in dem unsere Entscheidung für die Entwicklung einer generalistischen Pflegeausbildung steht. Das dem Konzept zugrundeliegende Verständnis von Pflege und insbesondere generalistischer Pflege wird erläutert. Daneben wird das pädagogische Grundverständnis der Autoren dargestellt und das Konzept der Modulorientierung vorgestellt.

Der **zweite Teil** (Kapitel 3) enthält alle Module der drei Ausbildungsjahre im Überblick mit Hinweisen zur Verwendung in Theorie und Praxis.

Im **dritten Teil** (Kapitel 4) stellen wir die Evaluation der Ausbildung vor und berichten über unsere Erfahrungen mit diesem Konzept. Es folgen unsere Perspektiven für die weitere Entwicklung der generalistischen Pflegeausbildung.

Im **Anhang** werden die Kompetenzanforderungen für die verschiedenen Bereiche erläutert und ausformuliert, so dass sichtbare Kriterien zur Beurteilung von Kompetenzen vorliegen. Außerdem finden sich hier Übersichten zu Ausbildungsverlauf und Leistungsüberprüfungen. Literaturhinweise werden sowohl am Ende jeden Moduls gegeben als auch am Schluss des Buches.

Wie kann das Buch verwendet werden?

Das Curriculum ist gekennzeichnet durch den Aufbau auf Kompetenzen, durch eine weitgehende Integration der verschiedenen Altersstufen, durch eine enge Theorie-Praxis-Verknüpfung sowie durch eigenständige Wissensaneignung im Sinne von Exemplarität und Transferlernen. Wir haben uns schon vor längerer Zeit im Blick auf eine möglicherweise später erfolgende Akademisierung der Ausbildung für eine Modulstruktur entschieden. Eine Aufteilung in Lernfelder wäre auch möglich gewesen, jedoch lagen uns zum damaligen Zeitpunkt keine überzeugenden Konzepte vor. Die in der Ausbildungs- und Prüfungsverordnung (Bundesministeriums der Justiz 2003) festgelegte Einteilung in Themenbereiche wird in den Modulen durch die Zuordnung der Themen zu den Bereichen des vorläufigen Landeslehrplans Baden-Württemberg transparent gemacht.

Der in sich geschlossene Aufbau aller Module erleichtert die Integration in verschiedene schon bestehende Ausbildungskonzepte. Durch diesen Aufbau ist es möglich, einzelne Module oder auch eine Folge von Modulen in die jeweilige Ausbildung zu übernehmen und dabei zu sehen, welche Altersstufen behandelt werden und welche Kompetenzen gefördert werden. Auf diesem Weg können Lehrende das eigene Konzept Zug um Zug den Erfordernissen einer altersgruppenübergreifenden generalistischen Ausbildung annähern.

Wie sind die Module aufgebaut?

Die Module der Heidelberger generalistischen Pflegeausbildung gehen auf eine Umstellung des Curriculums der Schwesternschule der Universität Heidelberg in den 1990er-Jahren zurück. Die Lehrinhalte sämtlicher Unterrichte der dreijährigen Pflegeausbildung wurden nach Themen und Zusammenhängen geclustert. Dadurch entstanden Module unterschiedlicher Größe und Schwerpunktsetzung mit recht verschiedenen Namensgebungen. Der strukturelle Aufbau der Module ist jedoch immer gleich:

- Die **Modulbeschreibung** gibt allgemeine Informationen über die Einbettung des

Moduls in die Ausbildung und in wesentliche Rahmenbedingungen.

- **Altersgruppenspezifische Aspekte** zeigen auf, in welcher Weise die besonderen Belange von Kindern und Jugendlichen sowie von alten Menschen einbezogen werden.
- In den **Beziehungen zu anderen Modulen** wird verdeutlicht, auf welchen Modulen aufgebaut wird und in welchen Modulen die jeweilige Thematik weitergeführt bzw. vertieft wird.
- Eine Tabelle **Themen Theorieunterricht** listet Themen mit einer vorgesehenen Stundenzahl auf. Jedes Thema ist den Themenbereichen des vorläufigen Landeslehrplans (LLP) Baden-Württemberg (Sozialministerium Baden-Württemberg 2004) zugeordnet. Es wird vorgeschlagen, welcher Berufsgruppe die Unterrichtenden angehören sollten.
- Die Verknüpfung mit den Praxisfeldern wird durch die Angabe von **Praxisaufgaben** verdeutlicht.
- Im **Lehr-/Lerndesign** werden Vorschläge zur pädagogischen Umsetzung gemacht.
- Im Anschluss werden exemplarisch **Kompetenzen** genannt, die durch das Modul besonders gefördert werden.
- Hinweise zur **Ergebnissicherung** zeigen, wie die vermittelten Inhalte und Kompetenzen überprüft werden können.
- Eine ausführliche **Literaturliste** schließt jedes Modul ab.

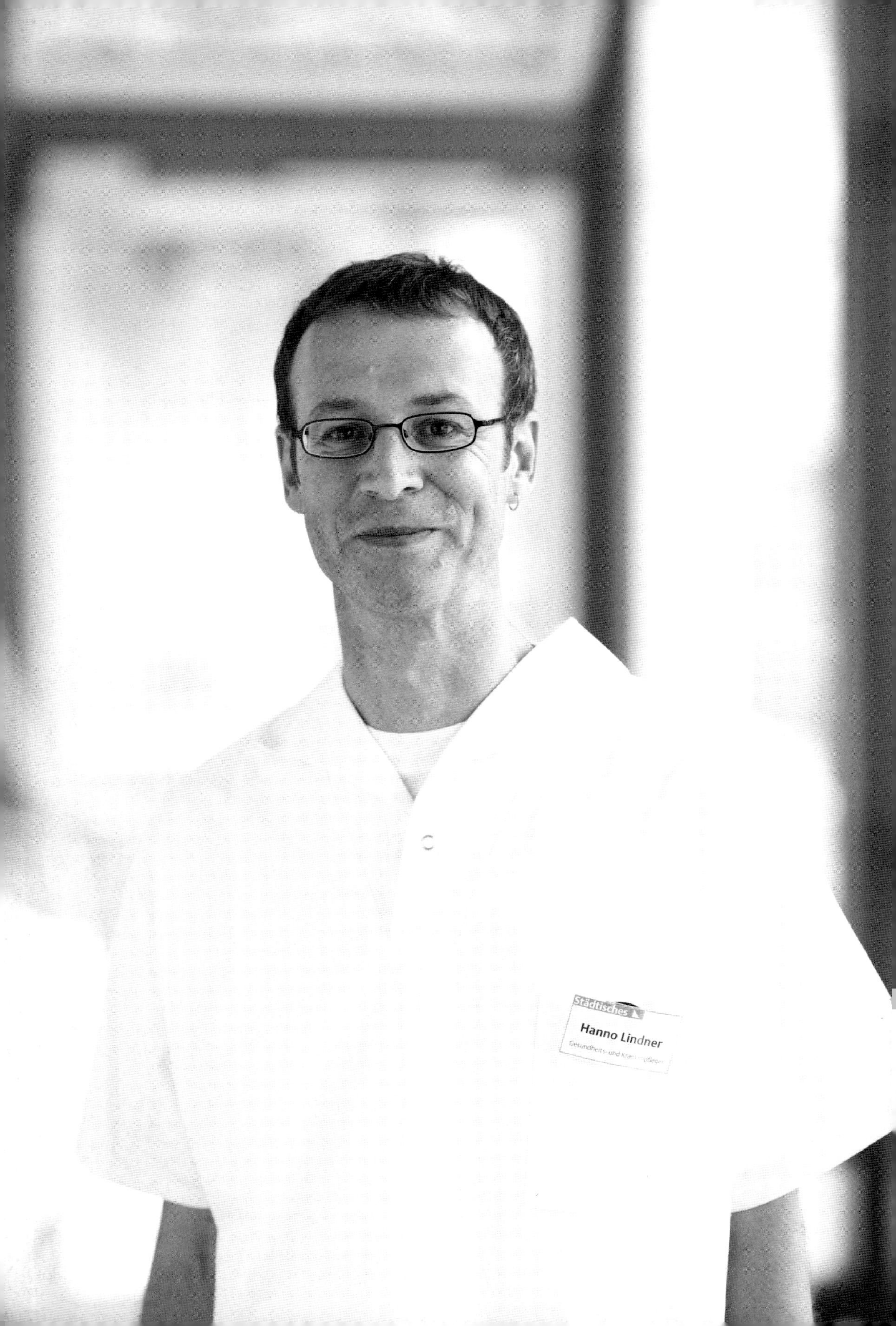
Städtisches
Hanno Lindner

2 Generalistisches Ausbildungskonzept

2 Generalistisches Ausbildungskonzept

2.1 Wie verstehen wir generalistische Pflege?

Generalistische Pflege bedeutet ein berufliches Selbstverständnis, das sich für die Pflege von Menschen in allen Lebensphasen verantwortlich fühlt. Von grundlegender Bedeutung für die Entwicklung eines von allen Beteiligten getragenen Curriculums ist die Verständigung auf ein gemeinsames Verständnis von Pflege. Wir haben uns folgenden Aussagen zu eigen gemacht:

- Der Mensch wird als Individuum ganzheitlich wahrgenommen. Körper, Geist und Seele sind miteinander verbunden.
- Der Einzelne steht in ständiger Wechselbeziehung mit seiner sozialen und physischen Umwelt.
- Der Mensch ist eingebettet in seine sozialen Bezüge und kann nicht isoliert betrachtet werden.
- Gesundheit ist das Streben nach Aufrechterhaltung eines dynamischen Gleichgewichts zwischen Geist, Körper und Seele sowie der Umwelt.
- Pflege stellt Wissen und Fähigkeiten zur Verfügung, um Menschen in allen Lebensphasen und Lebenssituationen in ihrem Streben nach Gesundheit und in ihrer Auseinandersetzung mit Krankheit, Behinderung, Schmerzen, Leiden und Sterben zu begleiten und zu unterstützen.
- Pflege bedeutet intensiven Kontakt mit Menschen. Pflegende setzen sich einfühlend mit ihnen auseinander, erkennen die individuellen Bedürfnisse und reagieren angemessen.
- Pflege erfordert konstruktive professionelle Zusammenarbeit sowohl im Team als auch mit den anderen an der Gesundheitsversorgung beteiligten Berufsgruppen und Institutionen.
- Pflege ist ein eigenständiges Berufs- und Wissenschaftsfeld. Sie denkt und arbeitet interprofessionell vernetzt, um eine umfassende, individuelle Gesundheitsförderung und Gesundheitsversorgung der Menschen zu gewährleisten.
- Pflegende übernehmen Verantwortung für die Weiterentwicklung des eigenen Berufs im gesundheitspolitischen und gesellschaftlichen Kontext.

Hieraus ergeben sich für die Ausbildung in den Pflegeberufen wichtige Konsequenzen. Aus der Orientierung am individuellen Menschen in seinen sozialen Bezügen unabhängig von der Altersstufe ergibt sich – konsequent zu Ende gedacht – ein neues Berufsbild: ein neuer Beruf, der in Zusammenarbeit mit den anderen Gesundheitsberufen für die verantwortungsvolle Pflege und Versorgung von Menschen in allen Lebensphasen zuständig ist. Ein solches Berufsbild erfordert naturgemäß eine entsprechend ausgerichtete und aufgebaute Ausbildung, die sich an Kompetenzen und nicht an Altersstufen orientiert.

2.2 Wie verstehen wir generalistische Pflegeausbildung?

Die Heidelberger generalistische Pflegeausbildung steht im Kontext zahlreicher Bildungskonzepte und berufspolitischer Stellungnahmen der letzten Jahre, die für die Zukunftsorientierung der professionellen Pflege die Aufgabe der bisherigen Unterteilung in drei Pflegeausbildungen fordern. Ausbildungen der Zukunft müssen demnach eine horizontale und vertikale Durchlässigkeit gewährleisten. Entsprechend diesem Verständnis bereitet die Pflegeausbildung grundlegend auf die Arbeit mit Menschen in den unterschiedlichsten Situationen und Settings vor, unabhängig von Altersstufen. Eine pflegerische Spezialisierung erfolgt im weiteren Berufsverlauf in aufbauenden Weiterbildungen oder Studiengängen. Mit dieser Bildungskonzeption wird nicht zuletzt an internationale Entwicklungen angeknüpft (Europäische Union 77/454/EWG 1977; Landenberger 2005).

Die hier vorgestellte Heidelberger generalistische Pflegeausbildung leistet einen Beitrag zu einer gelingenden, zukunftsfähigen Gestaltung und Weiterentwicklung der Ausbildungen. Durch Mitarbeit im „Transfernetz Innovative Pflegeausbildung" (TIP), einer Initiative der Robert Bosch Stiftung, konnten wir, das verantwortliche Lehrerkollegium der Gesundheits- und Krankenpflegeschule in der AfG Heidelberg, an einem Erfahrungsaustausch mit Initiatoren anderer Modellausbildungen teilhaben und wurden so in unserem Denken und Arbeiten unterstützt und bestätigt.

Die Heidelberger generalistische Pflegeausbildung bietet eine dreijährige grundlegende Pflegeausbildung, in der sowohl die Besonderheiten als auch die Gemeinsamkeiten der Pflege von Menschen in unterschiedlichen Lebensphasen berücksichtigt werden. Das breit angelegte Verständnis für Menschen in allen Lebensphasen und die umfassende Basisqualifikation eröffnen Pflegenden neue Berufsfelder und ermöglichen mehr berufliche Flexibilität. Die Unterteilung des Ausbildungsangebots in Module ist eine wichtige Voraussetzung für die Schaffung einer vertikalen Durchlässigkeit für zusätzliche Qualifikationen, auch auf Hochschulebene.

Für uns ergab sich zunächst die Aufgabe, die vorgegebenen Inhalte aus der Ausbildungs- und Prüfungsverordnung und dem vorläufigen Landeslehrplan für Baden-Württemberg in der Ausbildung zu vermitteln und in den Modulen zu verankern. Die Berücksichtigung aller Lebensphasen konnte jedoch nicht bedeuten, die Inhalte der bestehenden altersklassenorientierten Ausbildungen zu addieren. Vielmehr mussten wir uns auf Exemplarität und Transferlernen einlassen. Auch die enge Verknüpfung von theoretischer und praktischer Ausbildung erwies sich als unverzichtbar. Dabei hing und hängt sehr viel davon ab, dass sich die Lehrenden in ihrem Lehr- und Lernverständnis dem neuen, lebensphasenübergreifenden Ausbildungs- und damit Berufsverständnis öffnen. In gemeinsamen Curriculum-Konferenzen werden Unterrichtsinhalte und -verknüpfungen sowie methodische Entscheidungen gemeinsam diskutiert und festgelegt. Dies ist essenziell wichtig für eine von allen getragene Erarbeitung und Weiterentwicklung des generalistischen Ausbildungskonzepts.

2.2.1 Wie verstehen wir Ausbildung?

Pflege ist der Ausgangs- und Mittelpunkt der theoretischen und praktischen Ausbildung. Die gültigen Erkenntnisse der Pflegewissenschaft werden dem Pflegeunterricht zugrunde gelegt, aktuelle Ergebnisse der Pflegeforschung einbezogen. Dabei werden im Ausbildungsverlauf unterschiedliche Pflegetheorien vorgestellt und einbezogen. Gesundheitsförderung wie auch das Anleiten und Beraten von Menschen aller Altersstufen erhalten einen besonderen Stellenwert. Wissen und Fähigkeiten werden kompetenzorientiert nach den Prinzipien von Eigenständigkeit, Exemplarität und Transferlernen vermittelt. Die Reflexion des Pflegehandelns nach dem Pflegeprozess-Modell wird besonders gefördert. Die theoretische und praktische Ausbildung sind eng miteinander verknüpft. Wo immer möglich, wird der Theorieunterricht parallel zum jeweiligen Einsatzort geplant und von den jeweiligen Fachlehrern begleitet. Die erforderlichen Bezugswissenschaften werden den Pflegethemen sinnvoll zugeordnet. Die Lehrenden erweitern eigenverantwortlich ihr pädagogisches und pflegerisches Wissen. Dies geschieht sowohl durch Eigeninitiative (z. B. Lesen von neuen Büchern, Fachzeitschriften, Besuch von Fortbildungsveranstaltungen) als auch durch von der Schule zweimal jährlich organisierte Pädagogische Tage zu ausbildungsrelevanten Themen.

2.2.2 Wie ist unser Lehr-/Lernverständnis?

Die theoretischen Grundannahmen zum Lernen und Lehren leiten wir Lehrenden der generalistischen Pflegeausbildung aus dem Konstruktivismus ab. Aus den Ausführungen zur Subjektiven Didaktik (Kösel 2002) gewinnen wir wichtige Impulse für die Gestaltung von Unterrichtsprozessen. Lernen wird von uns als ein selbsttätiger Prozess verstanden. Die Lernenden bauen in diesem Prozess auf dem auf, was bereits im Rahmen der lebensgeschichtlich entstandenen Lernmuster gelernt wurde. Neue Informationen aus der Umwelt werden von ihnen in subjektiv relevantes Wissen umgewandelt: Aus dem Lernkontext werden die Angebote ausgewählt, die den Lernenden nutzbringend sind. Die Inhalte der neuen Informationen müssen dabei in die individuelle kognitive Struktur integrierbar sein. Lernen aus individuellem Antrieb bedeutet in der Konsequenz, dass Lernende selbst steuern, was sie wann, zu welchem Zweck und in welchem Ausmaß aus dem Umfeld annehmen.

Im Rahmen selbstgesteuerten Lernens geht der Lehrende davon aus, dass er keinen direkten Einfluss auf Lernergebnisse und die persönliche Entwicklung der Lernenden hat. Der Lehrende versteht sich als Lernberater, der die Lernquellen bereitstellt, den Lernprozess mit Hilfe von Lernarrangements anregt, erleichtert und fördert. In der aktuellen Lernsituation balanciert er die unterschiedlichen Ausprägungen der eigenverantwortlichen Steuerung der Lernenden aus. Dies bedeutet, dass er differenzierte, individuelle Hilfen gibt, um den selbsttätigen Entwicklungsprozess der Lernenden zu fördern und zu unterstützen. Dabei sind Pluralität und Unsicherheit als Bereicherung und Chance zugelassen, inneres Wachstum des Individuums ist ein Anliegen, Autonomie bedeutet subjektive Verantwortung.

In seinen Lernarrangements gibt der Lehrende den Schülern Möglichkeiten zur Entwicklung eines eigenständigen Pflegeverständnisses und unterstützt sie darin, mit anderen Berufsgruppen konstruktiv zusammenzuarbeiten und dabei die Anliegen der Pflege zu vertreten. Er macht das der Ausbildung zugrunde liegende generalistische Pflegeverständnis für die Lernenden transparent. Immer wieder haben die Lernenden die Möglichkeit, Pflegethemen und Aufgabenfelder auch nach eigenem Interesse zu wählen und Lernschwerpunkte selbst festzulegen.

2.2.3 Was verstehen wir unter Kompetenzorientierung?

Das Heidelberger generalistische Curriculum ist kompetenzorientiert aufgebaut. Mit der Modularisierung und der generalistischen Ausrichtung wurden sowohl die Fachsystematik als auch die Altersspezifität der Inhalte aufgegeben. Ziele und Inhalte der Ausbildung werden nun von den für den Beruf notwendigen theoretischen und praktischen Qualifikationen bestimmt. Die Ausrichtung des Curriculums an den verschiedenen Ausprägungen von Handlungskompetenz erleichtert die differenzierte Vermittlung und Umsetzung von Pflegewissen und Pflegefähigkeiten. Sie wird damit den veränderten Aufgaben beruflich Pflegender in den unterschiedlichsten Handlungsfeldern gerecht, die eine flexible Übertragbarkeit von Wissen und Fähigkeit einfordern.

Das Kompetenzverständnis der Heidelberger generalistischen Pflegeausbildung orientiert sich im Wesentlichen an den Kompetenzbereichen in der beruflichen Ausbildung entsprechend der Strukturierung nach den Vorgaben der Kultusministerkonferenz der Länder (2007), am Ausbildungsziel des Krankenpflegegesetzes von 2003, an der Entwicklung der Pflegekompetenz nach Benner (2000) sowie an den Ausführungen des Deutschen Bildungsrates für Pflegeberufe (2007).

Im Rahmen der beruflichen Ausbildung werden Kompetenzen gefördert, die zur Bewältigung sich verändernder Aufgaben bzw. Anforderungen in konkreten beruflichen Situationen benötigt werden. Nach den Ausführungen der Kultusministerkonferenz der Länder (2007) ist Ausbildung auf die Entwicklung einer Handlungskompetenz gerichtet, die sich im verantwortlichen Verhalten zeigt, und zwar in beruflichen, gesellschaftlichen und privaten Situationen. Dieses umfassende Verständnis gliedert sich in die Bereiche Fach-, Human- und Sozialkompetenz, die jeweils zudem Methoden-, kommunikative und Lernkompetenz beinhalten.

Dementsprechend unterscheidet das Ausbildungsziel des Krankenpflegegesetzes (2003) personale, fachliche, methodische und soziale Kompetenzen. In der Heidelberger generalistischen Pflegeausbildung sind diesen vorgegebenen Bereichen jeweils Kriterien sowie beobachtbare Merkmale (Performanzen) zugeordnet, die hier beschrieben sind (tabellarische Übersicht S. 154).

- Unter **personaler Kompetenz** wird die Fähigkeit zur Autonomie, zur Selbstreflexivität, zur Belastbarkeit, zur Eigenverantwortung, zur Offenheit, zur Lernbereitschaft und zu einer ethischen Grundhaltung verstanden.
- **Fachkompetenz** umfasst Fähigkeiten, erworbenes Wissen anzuwenden, zu transferieren, Probleme zu lösen, Prozesse zu steuern, zu organisieren sowie ein Qualitätsbewusstsein zu entwickeln.
- **Methodische Kompetenz** umfasst Fähigkeiten zur Analyse, zur Ressourcenerschließung, zum vernetzten Denken und Handeln, zur Planung, zur Selbstständigkeit, zur Evaluation, zur Selbstpflege sowie psychomotorische Fertigkeiten.
- Unter **sozialer Kompetenz** werden Beziehungsfähigkeit, Rollenflexibilität sowie Kommunikations-, Team-, Konflikt-, Kritik- und Empathiefähigkeit zusammengefasst.

Mit Bezug auf die Pflegeberufe betont Olbrich (2010), dass im pflegerischen Kontext nicht nur Komponenten beruflichen Handelns im engeren Sinne fokussiert werden, sondern auch die Pflegeperson und der Patient sowie deren Umfeld zu berücksichtigen sind. Danach findet Kompetenzentwicklung auf den Ebenen kognitiver und emotionaler Leistungen sowie routinemäßiger und aktiv-ethischer Handlungen statt.

In der Heidelberger generalistischen Pflegeausbildung begegnen die Lernenden Patienten und Angehörigen in unterschiedlichen Entwicklungs- bzw. Lebensphasen in verschiedenen Situationen und Handlungsfeldern der Pflege. Um diese komplexen Anforderungen bewältigen zu können, benötigen die Lernenden entsprechende Handlungskompetenzen. Im Verlauf der Ausbildung werden die zur Bewältigung konkreter Situationen genutzten Fähigkeiten aller Kompetenzbereiche deutlich gemacht, um Handlungsalternativen und Transfermöglichkeiten abzuleiten. Zudem erfolgt die Reflexion anhand der festgelegten Kompetenzbereiche und der beschriebenen Performanzen (tabellarische Übersicht S. 154).

Die folgenden Elemente erscheinen hierbei bedeutsam:

- die **Vorbereitung durch Anbahnung** insbesondere fachlicher und methodischer Fähigkeiten und Fertigkeiten im theoretischen und fachpraktischen Unterricht,
- die **Begleitung der Schüler** durch Praxisanleiter sowie durch Pflegepädagogen in gezielt geplanten Einsätzen in sehr unterschiedlichen Pflegebereichen,
- die **Evaluation und Reflexion** der Lernleistungen in der praktischen Ausbildung; dies erfolgt u. a. im Anschluss an die Praxisanleitung bzw. Praxisbegleitung, aber auch im Rahmen von an den Einsatzschwerpunkten ausgerichteten Kleingruppenunterrichten sowie in regelmäßigen Bilanzgesprächen zwischen Kursleitung und Schülern.

Kompetenzentwicklung ist als Prozess zu verstehen, der mit der Ausbildung nicht abgeschlossen sein wird. Um eine Festigung bzw. Weiterentwicklung bereits erworbener Kompetenzen zu erreichen, orientiert sich das Heidelberger Modell an den Stufen zur Pflegekompetenz nach Benner (2000), die im Zusammenhang mit Ausbildung und Berufserfahrung die Stufen Neuling, fortgeschrittener Anfänger, kompetent Pflegender, erfahrener Pflegender und Pflegeexperte beschreibt. In der Heidelberger generalistischen Pflegeausbildung durchläuft der Lernende die Phasen Anfänger (ca. 1. und 2. Ausbildungshalbjahr), fortgeschrittener Anfänger (ca. 3. bis 5.

Halbjahr) und Prüfling (6. Halbjahr) (tabellarische Übersicht S. 154).

Diese Unterteilung lässt sich nicht immer durchgehend auf alle Kompetenzbereiche und Situationen übertragen, da eine Person in bestimmten Situationen Experte sein kann, aber in neuen unvorhergesehenen Situationen zunächst Kompetenzen nutzt, die der Stufenbeschreibung eines Anfängers entsprechen. Zudem hängt der Kompetenzerwerb von individuellen Lernbiografien sowie der Möglichkeit der Reflexion tatsächlich erlebter Pflegesituationen ab. Daher wurde darauf verzichtet, die oben erwähnten Performanzen über die Zuordnung zu Kompetenzbereichen hinaus nach den Stufen der Kompetenzentwicklung zu unterteilen.

Im **ersten Ausbildungsabschnitt** wird die Bewältigung individueller, abgrenzbarer Pflegesituationen fokussiert. Auf der Basis eines umfassenden Lernangebotes in der theoretischen Ausbildung stehen der Erwerb von Wissen und Können sowie die Übernahme von Durchführungsverantwortung im praktischen Handlungsfeld im Vordergrund. Zudem werden die aufgezeigten Lernangebote genutzt.

Im **zweiten Ausbildungsabschnitt** liegt der Schwerpunkt auf der Bewältigung spezieller Pflegesituationen bei Patientengruppen insbesondere in den Bereichen der Pädiatrie, Psychiatrie, Gynäkologie und Rehabilitation. Weiteres Wissen und Können wird in bereits erworbene Strukturen integriert, wobei der eigene Lernbedarf zunehmend selbstständig erfasst und das Lernen selbst organisiert wird.

Im **letzten Ausbildungshalbjahr** wird der Lernende mit komplexen Pflegesituationen bei Patientengruppen im selbstständig ausgewählten Handlungsfeld konfrontiert. Er vertieft für die Bewältigung bestehendes Wissen und Können, trifft Entscheidungen auf der Basis selbstständiger Reflexionen und übernimmt so selbst Verantwortung für das weitere berufliche Lernen.

In der Heidelberger generalistischen Pflegeausbildung wird der Kompetenzerwerb u. a. durch verschiedene Formen von Lernanforderungen gefördert, zu deren Bearbeitung die Lernenden Fähigkeiten und Fertigkeiten aus den Kompetenzbereichen nutzen. Hierzu zählen Klausuren, mündliche Prüfungen, Biografiearbeiten, Referate, Hausarbeiten, Projekte, Praxisaufträge und Praxisbegleitungen mit Pflegeprozessübungen sowie das curricular verankerte problemorientierte Lernen (POL).

2.3 Wie setzen wir das Konzept um?

2.3.1 Transferlernen und Exemplarität

Die generalistische Ausrichtung des Curriculums macht eine Veränderung der Methodenauswahl notwendig. Die Fülle der inhaltlichen Überschneidungen und Übertragbarkeiten in den unterschiedlichen Lebensphasen erfordert zwingend die Anwendung von **Transferlernen** als wesentlichen methodischen Kerngedanken:

Theoretisches Wissen und Erfahrung beziehen sich zunächst auf spezifische Sachverhalte und Handlungen, können jedoch auch auf Situationen und Sachverhalte angewandt oder übertragen werden, die dem Ursprungsgegenstand ähnlich sind. Gleiches gilt auch für erlernte Prinzipien, die für neue Aufgaben oder in neuen Situationen angewendet werden.

In der Pflegeausbildung können diese Transferleistungen auf mehreren Ebenen stattfinden:

- Anwendung theoretischen Wissens in realen Situationen
- Übertragung theoretischen Wissens und praktischer Erfahrungen auf die Pflege von Menschen in unterschiedlichen Lebensphasen und -situationen
- Reflexion praktischer Erfahrungen in theoriebezogenen Lehr-/Lernsituationen

In der Didaktik entspricht dieser Gedanke dem Prinzip der **Exemplarität**:

> Jeder konkrete Inhalt steht stellvertretend für allgemeine Inhalte. Wäre es anders, müsste jedes Handlungs- und Sachwissen einzeln erworben werden. Kein Lernender und kein Lehrender könnte das leisten. Es gilt also, eher die allgemeinen Prinzipien eines Themas als alle Details zu unterrichten.

Solche Prinzipien in einem Curriculum zu etablieren fordert von den Lehrenden einen Neuorientierungsprozess, der auch in Heidelberg anfänglich mit Skepsis betrachtet wurde.

- Reicht es tatsächlich aus, wenn wir allgemeine Prinzipien und ausgewählte relevante Details vermitteln?
- Wie können wir sichergehen, dass die anderen Details eigenverantwortlich erarbeitet werden?
- Habe ich die richtigen Schwerpunkte gewählt?
- Sollten wir nicht lieber sichergehen und alles einmal erwähnt haben?

Aber auch für die Lernenden stellt das Transferlernen eine große Anforderung dar. Der Transfer wird erleichtert, wenn sich Aufgaben oder Situationen erkennbar ähnlich sind. Um diesen Anforderungen gerecht zu werden, brauchen die Lernenden ein erhebliches Maß an Vertrauen in sich und ihre Fachlichkeit. Bei uns hat sich das sog. Fachlehrersystem bewährt: Fachlehrer sind Experten für die unterschiedlichen pflegerischen Fachgebiete und unterrichten diese nicht nur, sondern sind auch für die Praxisbegleitung in den entsprechenden Einsatzgebieten verantwortlich. Hier stellen sie den Lernenden ihre Erfahrung und das zur Transferleistung benötigte Fachwissen zur Verfügung.

Methodisch ist für das Transferlernen Folgendes erforderlich:

- Transferlernsituationen markieren
- Fallsituationen für verschiedene Lebensphasen auswählen
- Problemlösungsstrategien vermitteln und einüben
- Praxisaufträge erstellen und eng begleiten
- praktische Übungssequenzen einplanen

Durch die exemplarische Wissensvermittlung werden die Lernenden darin geschult, sich Wissen eigenständig anzueignen, den erworbenen Wissensstand eigenverantwortlich zu überprüfen und das Wissen selbstständig anzuwenden. Die Lernenden eignen sich Strategien zur Analyse, Lösung und Evaluation unterschiedlicher Pflegesituationen an. Die subjektiven Vorstellungen über Pflege werden bewusst gemacht, mit neuen Erkenntnissen und Erfahrungen weiterentwickelt und auch aus anderen Perspektiven reflektiert.

In den Modulen der Heidelberger generalistischen Pflegeausbildung wird die vorgesehene methodisch-didaktische Aufbereitung der Lerninhalte dargestellt. Literaturarbeit, selbstorganisierte Projekte und selbstgesteuerte Themenbearbeitung sind wesentliche Arbeitsformen. Etwa 300 Stunden der theoretischen Ausbildung sind in Kleingruppen organisiert, um individuellen Fragestellungen sowie dem Theorie-Praxis-Transfer bzw. Praxis-Theorie-Transfer genügend Raum zu geben.

Die Methoden selbstgesteuerten Lernens werden regelmäßig mit fachspezifischen, lehrergesteuerten Unterrichten verknüpft. Diese Verknüpfung sichert das Vertrauen der Lernenden in ihre eigene Fachlichkeit und in die eigenen Transferleistungen. Es fördert die Entwicklung und Festigung von Entscheidungs- und Verantwortungsfähigkeit, gibt aber auch Sicherheit bei der Eigenreflexion.

2.3.2 Theorie-Praxis-Verknüpfung

Für die praktische Ausbildung legt die Schule die Intentionen, die inhaltlichen Schwerpunkte und die Dauer der Einsätze fest. Die konkrete Auswahl der Einsatzorte erfolgt unter Absprache teilweise durch die Lernenden selbst. Dadurch ergibt sich innerhalb einer Klasse eine bereichernde Vielfalt von Erfahrungen und Kenntnissen, die mit Referaten und gemeinsamer Reflexion für alle Beteiligten zu einem breiten Einblick in das Gesundheitswesen und die vielfältigen Berufsfelder der Pflege beitragen.

Theorie und Praxis sind inhaltlich und zeitlich aufeinander abgestimmt. Praktika werden fachlich vorbereitet, fast immer von Unterricht begleitet und stets reflektiert und ausgewertet. Das gemeinsame Wahrnehmen unterschiedlicher „Pflegekulturen" fördert die Lernenden darin, sich ihr individuelles Pflegeverständnis bewusst zu machen und zu hinterfragen, Stellung zu beziehen und bei Differenzen auch Gemeinsames zu finden oder den eigenen, abweichenden Standpunkt zu begründen. Ein wichtiges Element ist hierbei die **Praxisbegleitung**. Neben der praktischen Anleitung durch ausgebildete Haupt- und nebenamtliche Praxisanleiter erfolgt eine Praxisbegleitung durch Lehrende der Gesundheits- und Krankenpflegeschule. In diesem Rahmen werden Pflegesituationen vor Ort geplant, durchgeführt und gemeinsam reflektiert. Die Praxisanleiter werden durch Arbeitsgemeinschaften, regelmäßig durchgeführte Workshops und durch individuelle Treffen in die Ausgestaltung der generalistischen Ausbildung einbezogen.

Ein weiteres wesentliches Element der Theorie-Praxis-Verknüpfung sind die **Praxisaufgaben**. Die Lernenden erhalten von der Schule Arbeitsaufträge, die sich aus dem theoretischen Unterricht ableiten und die während der Praxiseinsätze in Abstimmung mit den Praxisanleitern und den Teams vor Ort bearbeitet werden. Die Auswertung erfolgt im theoretischen Unterricht oder während der Praxisbegleitung durch den Fachlehrer, wobei meist die gemeinsame Reflexion im Vordergrund steht.

Eine weitere häufig angewandte Methode ist die Bearbeitung von **Fallsituationen**. Reale Situationen aus dem Pflegealltag werden analysiert; Handlungskonzepte werden auf der Basis pflege- und bezugswissenschaftlicher Konzepte entwickelt und begründet. Dies kann im Rahmen von Einzelunterrichten, während der Praxisbegleitung, in Klinikgruppen sowie im theoretischen Unterricht erfolgen. Die Schüler üben sich im Transferlernen, indem sie die erarbeiteten und erlernten Prinzipien auf Menschen in unterschiedlichen Lebensphasen übertragen und anwenden.

Ein weiteres wichtiges Element der Ausbildung sind die **Klinikgruppen-Unterrichte**. Hierfür werden die jeweils in einer Abteilung eingesetzten Schüler für einzelne Unterrichtsstunden zusammengefasst. Experten unterrichten Themen aus der Praxis und lassen die Schülerinnen und Schülern ihre Erfahrungen gemeinsam reflektieren.

Zur besseren Nachvollziehbarkeit der unterschiedlichen Ausbildungsverläufe, der individuellen Lernzielsetzung und persönlichen Weiterentwicklung der Lernenden führen diese einen sogenannten **Praxisordner**. Dieser beinhaltet die kontinuierliche Dokumentation aller Rückmeldungen aus Praxisbegleitungen, Praxisanleitungen und Rückmeldungen der Station sowie die verschiedenen Praxisaufgaben, die während der Einsätze zu erfüllen sind.

2.4 Wie sichern wir die Lernergebnisse?

Die Module sind in sich abgeschlossene Lerneinheiten innerhalb eines größeren Ganzen und schließen mit unterschiedlichen Formen der Ergebnissicherung ab, z. B. Klausuren, Praxisaufgaben, Referate, Hausarbeiten, mündliche Prüfungen etc. Die Bewertung orientiert sich an den gegebenen Kompetenzstrukturen sowie an der Ausbildungs- und Prüfungsverordnung des Bundesministeriums der Justiz (2003). Die Rückmeldung erfolgt überwiegend durch eine individuelle Lernberatung, oft auch ohne Benotung.

In den unterschiedlichen Formen der Leistungsüberprüfung steht die Verknüpfung von Praxis und Theorie im Mittelpunkt. Die Lernenden werden mit Beginn der Ausbildung an die Bearbeitung von Fallsituationen herangeführt. In Klausuren, mündlichen Prüfungen und Hausarbeiten lernen die Schüler, reale Situationen zu analysieren, Aufgaben abzuleiten und ihre Entscheidungen zur Lösung dieser Aufgaben theoriebasiert zu begründen. In den Fallsituationen werden erarbeitete und erlernte Prinzipien auf Menschen in unterschiedlichen Lebensphasen übertragen. Hierdurch wird das Transferlernen gefördert und bewertet.

Mit zunehmendem Ausbildungsfortschritt werden die Themen und Lerninhalte mehrerer Module für Klausuren bzw. mündliche Prüfungen zusammengefasst. Ziel ist eine umfassende Einschätzung und Bearbeitung solcher Situationen, wie sie nicht zuletzt auch im staatlichen Examen gefordert wird.

In einer Tabelle sind die Leistungsüberprüfungen für einen Kurs beispielhaft aufgelistet (S. 158).

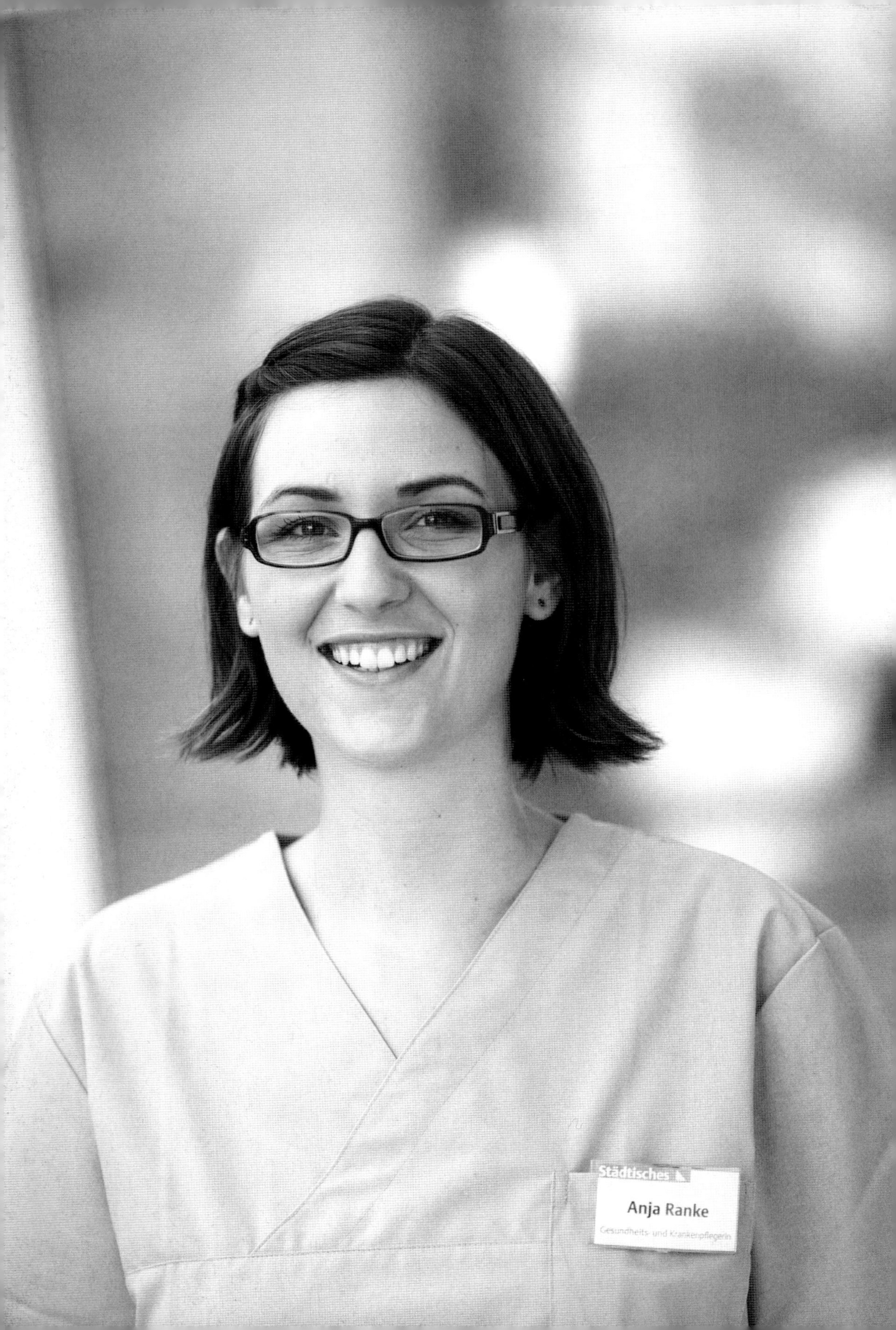
Städtisches
Anja Ranke
Gesundheits- und Krankenpflegerin

3 Module

3 Module

3.1 Elemente der Module

Modulbeschreibung
Hier werden allgemeine Informationen gegeben zu Intentionen, Inhalten, Verortung im Curriculum und anderen Merkmalen.

Altersgruppenspezifische Aspekte
Die Rolle der unterschiedlichen Altersgruppen innerhalb des Moduls wird herausgestellt.

Beziehung zu anderen Modulen
Oft führen Module Themen aus vorangegangenen Modulen fort, teilweise werden sie auch in später folgenden Modulen vertieft.

Themen Theorieunterricht
Diese Tabelle enthält die Angaben zu den vermittelten Inhalten, den jeweils benötigten Stundenumfang und die Zuordnung zu den Themenbereichen, die im vorläufigen Landeslehrplan Baden-Württemberg aufgeführt sind. Dieser orientiert sich an der Struktur der Ausbildungs- und Prüfungsverordnung. Demzufolge entspricht die jeweils erste Ziffer in der Tabelle dem entsprechenden Themenbereich der Bundesverordnung. Schließlich werden Vorschläge gemacht, aus welchem Berufsfeld die jeweiligen Dozenten idealerweise kommen. Mit aufgeführt sind auch die Unterrichte, die in den Klinikgruppen vor Ort von Experten gehalten werden.

Praxisaufgaben
Die enge Verknüpfung zwischen Theorie und Praxis ist ein grundlegendes Element der Heidelberger generalistischen Pflegeausbildung. Hier werden die Aufträge erläutert, mit denen die Schüler die jeweilige Praxis untersuchen und reflektieren lernen.

Lehr-/Lerndesign
Diese Rubrik enthält Vorschläge zu didaktischen Umsetzung des Moduls.

Kompetenzen
Hier werden kennzeichnende Kompetenzen herausgestellt, die durch dieses Modul besonders gefördert werden. Die einzelnen Kriterien sind der Zusammenstellung aller Kompetenzkriterien entnommen.

Ergebnissicherung
Das Erreichen der in den Modulen angestrebten Lernleistungen wird auf vielfältige Art und Weise sichergestellt. Eine Übersicht über alle geforderten Leistungsnachweise während der Ausbildung findet sich im Anhang.

Literatur
Die hier aufgeführte Literatur richtet sich an Lehrende und Lernende. Sie bezieht sich auf Inhalte und z. T. auch auf pädagogische/didaktische Elemente des jeweiligen Moduls. Im Anhang finden sich zudem Literaturhinweise zum Rahmenkonzept der Heidelberger generalistischen Pflegeausbildung.

3.2 Die Module im Überblick

3.2.1 Orientierung und Organisation I

Modulbeschreibung

Das Modul bietet den Lernenden eine erste Orientierung in Bezug auf das Lernumfeld und die Ausbildungsmodalitäten. Außerdem werden wichtige organisatorische Formalia erledigt. Als Vorbereitung für die weitere Ausbildung werden propädeutische und bezugswissenschaftliche Grundlagen vermittelt. Die Lerneinheit Fachenglisch bereitet auf kommende Unterrichte sowie auf die Bearbeitung englischsprachiger Fachliteratur vor.

Altersgruppenspezifische Aspekte

Da es hier um eher lerntheoretische und organisatorische Aufgaben geht, spielen die Altersgruppen keine Rolle.

Beziehung zu anderen Modulen

Dieses Modul ist das erste in der Ausbildung und dient als Grundlage für alle weiteren Ausbildungsmodule.

Theorieunterricht: Orientierung und Organisation I *Gesamtstunden: 175*	**Std.**	**LLP***	**Dozent aus**
Allgemeine Orientierung • Ankommen, Kennenlernen, Kursorganisation (10 Std.) • Infostunden (4 Std.) • Kennenlernen der Anleiter aus 3. Ausbildungsjahr; Bedingungsanalyse (4 Std.) • Organisatorisches: Mitarbeiterausweise, betriebsärztliche Untersuchung, Anprobe Dienstkleidung, Arbeitsverträge, Jugendarbeitnehmervertretung (20 Std.) • Info Gesundheit (Krankmeldung etc.) (2 Std.) • Schülerstatus, Rechte und Pflichten, Probezeit, Kündigung (2 Std.) • Sozialversicherung (Vertreter der KK) (2 Std.)	44	7.4.1 7.4.4 10.4.1	Pflegepädagogik Verwaltung Sekretariat Schulleitung etc.

Theorieunterricht: Orientierung und Organisation I *Gesamtstunden: 175*	Std.	LLP*	Dozent aus
Propädeutik • Arbeitstechniken (Protokoll, Referat, Zeitmanagement, Feedback) (8 Std.) • Arbeitsmittel (Bibliothek, Literaturrecherche, Literatureinschätzung, Lesetechniken, Office-Anwendungen) (8 Std.) • Info: Modell/Modulsystem/generalistische Ausbildung (4 Std.) • Nutzung von Intra- und Internet (2 Std.)	22	6.4.1 7.4.5 10.4.1 11.4.4 11.4.4	Pflegepädagogik
Grundlagen der Bezugswissenschaften • Grundlagen der Anatomie/Physiologie am Beispiel der Zelle (6 Std.) • Anwendungsbereiche, Konzepte und Möglichkeiten der Psychosomatik (4 Std.) • Pharmakokinetik und -dynamik (4 Std.) • Umgang mit Arzneimitteln; Betäubungsmittelgesetz (4 Std.) • Gegenstandsbereiche der Sozialwissenschaften mit Bezug zur Pflege (4 Std.)	22	1.4.3 6.4.1 8.4.2	Medizin Psychosomatik Pharmakologie Pflegepädagogik Sozialwissenschaften
Lernen • Stufen der Pflegekompetenz nach Benner (2 Std.) • individuelle Lernbegleitung und Beratung bei Arbeitsaufträgen, Pflegeprozessübungen und Leistungsnachweisen (5 Std. je Schüler) • Studienzeit für Leistungsnachweise/Klausuren (18 Std.)	25	6.4.1 7.4.1 11.4.4	Pflegepädagogik
Medizingeräteverordnung • z. T. Teilgruppenorganisation	16		Medizintechnik
Pflegerecht • Schweigepflicht, Haftpflicht, Datenschutz, Jugendarbeitsschutz	4	7.4.5	Jurisprudenz
Fremdsprachen • Fachenglisch (10 Std.)	10	6.4.2	Sprachwissenschaft
Exkursion Soziale Interaktion	8		Pflegepädagogik
Leistungskontrolle • Klausur (Fallsituationen mit Übung) (16 Std.) • 2 Klausuren à 3 Unterrichtsstunden (6 Std.) • mündliche Prüfung (4 Std.)	26		Pflegepädagogik

* Themenbereiche, die im vorläufigen Landeslehrplan Baden-Württemberg aufgeführt sind.

Praxisaufgaben

Siehe Lehr-/Lerndesign.

Lehr-/Lerndesign

Die Arbeitstechniken werden theoretisch bearbeitet und praktisch geübt (z. B. Interviews, Internetrecherche, Kurzreferate, Erstellung von Protokollen). Eine Exkursion zu einem Ziel in der näheren Umgebung dient in erster Linie dem gegenseitigen Kennenlernen und der Förderung der sozialen Interaktion.

Kompetenzen

Personale Kompetenz

Eigenverantwortung:

- nimmt Verantwortung für die Ausbildung wahr
- hält Vereinbarungen ein

Autonomie:

- setzt sich Ziele
- setzt Prioritäten begründet

Lernbereitschaft:

- ist bereit, aus eigenen und fremden Erfahrungen zu lernen
- zeigt Interesse an Lernangeboten
- nutzt Lernmöglichkeiten
- erschließt sich selbstständig neues Wissen
- bringt sich ein bei der Vereinbarung von Lernaufgaben
- übernimmt Verantwortung für die eigene Leistungskontinuität

Methodische Kompetenz

Selbstständigkeit:

- ergreift die Eigeninitiative
- nutzt Medien gezielt für die Erschließung neuen Wissens

Soziale Kompetenz

Beziehungsfähigkeit:

- geht die beruflichen Beziehungen ein
- gestaltet die Beziehungen verlässlich
- hält Beziehungen aufrecht
- kann Beziehungen abschließen
- geht reflektiert mit Nähe und Distanz um

Ergebnissicherung

Die theoretischen Inhalte werden im Rahmen der Klausuren und der mündlichen Prüfung überprüft. Die propädeutischen Elemente werden in der Gruppe geübt und dort rückgemeldet.

Die erfolgreiche Teilnahme am Unterricht zur Medizingeräteverordnung wird durch ein Zertifikat bescheinigt.

Literatur

Benner P, Tanner C, Chesla C: Pflegeexperten. Pflegekompetenz, klinisches Wissen und alltägliche Ethik. Bern: Huber; 2000

Faller A, Schünke M: Der Körper des Menschen. Einführung in Bau und Funktion. Stuttgart: Thieme; 2004

Eco U: Wie man eine wissenschaftliche Abschlussarbeit schreibt: Doktor-, Diplom- und Magisterarbeit in den Geistes- und Sozialwissenschaften. Heidelberg: Müller; 2002

Hausmann C, Koller M: Psychologie, Soziologie und Pädagogik. Ein Lehrbuch für Pflege- und Gesundheitsberufe. Wien: Facultas; 2011

Hartmeier C, Bannert C: Arzneimittellehre für Krankenpflegeberufe. Stuttgart: Wissenschaftliche Verlagsgesellschaft; 2011

Höfert R: Von Fall zu Fall – Pflege im Recht. Berlin: Springer; 2011

Hömberg R: Psychosomatik kompakt. Bern: Huber; 2006

Jacobi-Wanke H, Lembke-Fuchs P: In guten Händen. Englisch in der Pflege. Berlin: Cornelsen; 2009

Lindner, UK: Symptomorientierte Krankheitslehre. Vom Gesunden zum Kranken. Neckargemünd: Lindner UKL; 2006

Peirick, C: Rationelle Lesetechniken. Schneller lesen – mehr behalten. Bad Honnef: Bock; 2007

Schroeter R, Rosenthal T (Hrsg.): Soziologie der Pflege. Grundlagen, Wissensbestände und Perspektiven. Weinheim: Juventa; 2005

Silbernagl S, Lang F: Taschenatlas der Physiologie. Stuttgart: Thieme; 2009
Thews G, Mutschler E, Vaupel P: Anatomie, Physiologie, Pathophysiologie des Menschen. Stuttgart: Wissenschaftliche Verlagsgesellschaft; 2007
Voss R: Wissenschaftliches Arbeiten. Stuttgart: UTB; 2010
Witterstätter K: Soziologie für die Pflege. Freiburg: Lambertus; 2004

3.2.2 Pflege als Beruf I

Modulbeschreibung

Das Modul steht mit am Beginn der Ausbildung und fördert eine erste Auseinandersetzung mit dem Pflegeberuf. Gesetzliche Grundlagen werden thematisiert, das Krankenpflegegesetz wird vorgestellt. Zum Verständnis des heutigen Berufsbildes wird ein erster Einblick in die Geschichte der beruflichen Pflege seit dem 19. Jahrhundert gegeben.

Schon vor dem ersten Klinikeinsatz sollen die Lernenden ihr eigenes Verständnis von Pflege entwickeln und reflektieren. Grundlagen dazu bieten verschiedene Pflegetheorien. Ziel ist es, die Lernenden schon zu Beginn der Ausbildung zu sensibilisieren, Pflege als eigenständiges Berufs- und Wissenschaftsfeld mit eigenen Domänen und Handlungsfeldern wahrzunehmen. Als Instrument zur theoriebasierten Planung, Durchführung und Evaluation von Pflege wird der Pflegeprozess erlernt.

Altersgruppenspezifische Aspekte

Im Zusammenhang mit der Entwicklung des Berufes wird auch auf Entstehung und Funktion der Berufe Gesundheits- und Kinderkrankenpflege sowie Altenpflege eingegangen. Die Berücksichtigung verschiedener Altersgruppen in den jeweiligen Pflegetheorien wird untersucht.

Beziehung zu anderen Modulen

Das Modul „Pflege als Beruf I" ist in der ersten Hälfte des Einführungsblockes angesiedelt. Verschiedene thematische Aspekte des Moduls „Orientierung und Organisation I" werden fortgeführt.

Das Modul bildet die Basis für die Folgemodule „Pflege als Beruf II und III" in den weiteren Ausbildungsphasen.

Theorieunterricht: Pflege als Beruf I *Gesamtstunden: 54*	**Std.**	**LLP**	**Dozent aus**
Pflegeberuf • geschichtlicher Überblick ab dem 19. Jahrhundert (F. A. Mai, Ordenspflege, Fliedner, Nightingale, Diakonie etc.) (2 Std.) • Entwicklung der Pflegeausbildung in Deutschland seit 1945 bis zum generalistischen Modell (2 Std.) • Pflegecodex (Verbände, ICN) (4 Std.) • Krankenpflegegesetz, Ausbildungs- und Prüfungsverordnung (2 Std.)	10	7.4.4 8.4.5 10.4.1 11.4.3	Pflegepädagogik
Einführung in die Pflegewissenschaften • Theorien, Modelle, Konzepte	4	1.4.3	Pflegepädagogik

Module

Theorieunterricht: Pflege als Beruf I *Gesamtstunden: 54*	Std.	LLP	Dozent aus
Pflegetheorie • eigenes und fremdes Pflegeverständnis auf der Grundlage des Menschenbildes, Selbstreflexion/Ethik (4 Std.) • Einführung und Vorstellung des Metaparadigmas der Pflege (Fawcett 1996), Pflegephilosophie (6 Std.) • Überblick über verschiedene Pflegetheorien: Henderson (1977), Krohwinkel (2007), Roper, Logan, Tierney (2009) (10 Std.)	20	1.4.2 5.4.1 6.4.2	Pflegepädagogik
berufliche Sozialisation • Theorie der Sozialisation • Institution und Gruppe als Ort der Sozialisation • Reflexion des Eingliederungs- und Anpassungsprozesses	8	1.4.3 2.4.3 10.4.4	Pflegepädagogik
Pflegeprozess • Grundlagen • Regelkreis • Strukturhilfe	12	1.4.2 7.4.3	Pflegepädagogik

Praxisaufgaben

Die Lernenden wenden den theoriebasierten Pflegeprozess in Form von Pflegeprozessübungen in den Klinikeinsätzen während der gesamten Ausbildung an. Insbesondere in den ersten beiden Praxiseinsätzen wird die Anwendung eingeübt. Hierzu werden zwei Aufgaben gestellt:

1. Informationserhebung bei einem Patienten zu sechs Lebensaktivitäten (ausgehend von der Struktur nach Roper, Logan, Tierney), Formulierung von Problemen, Ressourcen, Zielen und Maßnahmen zu drei ausgewählten Pflegeschwerpunkten.
2. Informationserhebung bei einem Patienten zu zwölf Lebensaktivitäten, Formulierung von Problemen, Ressourcen, Zielen und Maßnahmen zu drei ausgewählten Pflegeschwerpunkten.

Am Ende des zweiten Klinikeinsatzes fertigen die Lernenden eine benotete ausführliche Pflegeplanung an.

Lehr-/Lerndesign

Die Lernenden erhalten anhand von Literaturarbeit Einblick in verschiedene Pflegetheorien. Die beruflichen Sozialisationsformen werden anhand der Literatur erarbeitet und in Gruppengesprächen diskutiert. Die Theorie zum Pflegeprozess wird im Team-Teaching anwendungsorientiert vermittelt.

Kompetenzen

Personale Kompetenz

Selbstreflexivität:

- nimmt eigene Erwartungen und Einstellungen wahr und steht dazu
- zieht Schlüsse für den Lernbedarf und das eigene Handeln
- kennt eigene Stärken und Schwächen
- reflektiert die eigene Entwicklung
- reflektiert die berufliche Entwicklung

Ethische Grundhaltung:

- entwickelt eigene Positionen auf der Basis ethischer Grundwerte für die Pflege

Eigenverantwortung:
- nimmt Verantwortung für die Ausbildung wahr
- hält Vereinbarungen ein
- nimmt Rücksprache bei Unsicherheit
- steht zu eigenen Versäumnissen

Fachkompetenz

Fähigkeit, Fachwissen anzuwenden:
- wendet die pflegerische Fachsprache an
- versteht englische Fachsprache

Problemlösungsfähigkeit:
- orientiert Handeln an den Problemen, Zielen und Organisationsbedingungen

Methodische Kompetenz

Analysefähigkeit:
- erfasst und beachtet die individuelle Situation der Patienten
- erkennt aktuelle und stehende Probleme und zieht daraus sinnvolle Schlüsse

Ressourcenerschließung:
- erkennt die Ressourcen der Patienten

Soziale Kompetenz

Beziehungsfähigkeit:
- geht die beruflichen Beziehungen ein
- gestaltet die Beziehungen verlässlich
- hält Beziehungen aufrecht
- kann Beziehungen abschließen

Kommunikationsfähigkeit:
- gestaltet die verbale und nonverbale Kommunikation situationsgerecht und eindeutig

Literatur

Budnik B: Pflegeplanung – leicht gemacht. München: Elsevier; 2009

Brandenburg H, Dorschner S (Hrsg.): Pflegewissenschaft 1. Lehr- und Arbeitsbuch zur Einführung in das wissenschaftliche Denken in der Pflege. Bern: Huber; 2008

Fawcett J: Pflegemodelle im Überblick. Bern: Huber; 1996

Fiechter V, Meier M: Pflegeplanung. Basel: Recom; 1998

Gaida U: Bildungskonzepte der Krankenpflege in der Weimarer Republik. Die Schwesternschaft des Evangelischen Diakonievereins e. V. Berlin-Zehlendorf. Stuttgart: Steiner; 2011

Hähner-Rombach S: Quellen zur Geschichte der Krankenpflege. Frankfurt/Main: Mabuse; 2008

Henderson V: Grundregeln der Krankenpflege. Genf: ICN; 1977

Lauber A: Grundlagen beruflicher Pflege. Stuttgart: Thieme; 2007

Mayer H: Pflegeforschung anwenden. Elemente und Basiswissen für Studium und Weiterbildung. Wien: Facultas; 2007

Krohwinkel M: Rehabilitierende Prozesspflege am Beispiel von Apoplexiekranken. Fördernde Prozesspflege als System. Bern: Huber; 2007

Münch M: Pflegemodelle – Grundlagen für die Praxis. Bonn: VNR; 2004

Neumann-Ponesch S: Modelle und Theorien in der Pflege. Wien: Facultas; 2010

Nightingale F: Bemerkungen zur Krankenpflege. Notes on Nursing. Frankfurt/Main: Mabuse; 2011

Orem D: Self-care Theory in Nursing. New York: Springer Publishing; 2003

Orem D: Nursing Concepts of Practice. New York: McGraw-Hill; 1971

Pabst G: Die Selbstpflegedefizit-Theorie nach Dorothea Orem. München: GRIN; 2009

Rennen-Allhoff B, Scheffer D (Hrsg.): Handbuch Pflegewissenschaft. Weinheim: Juventa; 2003

Roper N, Logan W, Tierney A: Das Roper-Logan-Tierney-Modell. Basierend auf den Lebensaktivitäten. Bern: Huber; 2009

Schaeffer D u. a.: Pflegetheorien. Beispiele aus den USA. Bern: Huber; 2008

Schweikardt C: Die Entwicklung der Krankenpflege zur staatlich anerkannten Tätigkeit im 19. und frühen 20. Jahrhundert. München: Meidenbauer; 2008

Robert Bosch Stiftung (Hrsg.): Pflege neu denken. Zur Zukunft der Pflegeausbildung. Stuttgart: Schattauer; 2000

Wagner M: Pflegetheorien im Kontext curricularer Konzeption. Bedeutung von Pflegetheorien für den konzeptuellen Rahmen eines Curriculums. München: Akademische Verlagsgemeinschaft; 2011

Wolff H-P, Wolff J: Krankenpflege – Einführung in das Studium ihrer Geschichte. Frankfurt/Main: Mabuse; 2011

3.2.3 Der Mensch in seinen Lebensphasen

Modulbeschreibung

Das Berufsbild Gesundheits- und Krankenpflege stellt die Erhaltung und Förderung von Gesundheit in den Mittelpunkt. Dementsprechend kennzeichnet das Prinzip „vom Gesunden zum Kranken" unser Curriculum.

Die Betrachtung des gesunden Menschen in seiner Entwicklung als Kontinuum im individuell-biografischen und gesellschaftlich-kulturellen Kontext steht am Anfang der Ausbildung. Das Gesundheits- und Krankheitsverständnis im ökologischen, gesellschaftlichen und individuellen Kontext wird anhand von Theorien und Modellen reflektiert. Ausgehend vom gesunden Kind in seiner psychomotorischen Entwicklung, werden einzelne Entwicklungsphasen bis ins Erwachsenenalter exemplarisch bearbeitet.

Ein zweiter Teil fokussiert die Phase des Älterwerdens und Altseins. Die sich anschließende Biografiearbeit fördert die Auseinandersetzung mit der Lebensgeschichte eines alten Menschen und ermöglicht Einblicke in soziale Bedingungen, Beziehungen in der Familie und soziale Netzwerke.

Exemplarisch wird das Thema gesunde Ernährung im Rahmen eines Projektes erschlossen.

Altersgruppenspezifische Aspekte

In diesem Modul werden Aspekte aller Altersgruppen thematisiert und zueinander in Beziehung gesetzt.

Beziehung zu anderen Modulen

Dieses Modul legt die Grundlagen für den Umgang mit Menschen aus allen Lebensphasen, der sich als roter Faden durch die Ausbildung zieht. Der Beobachtungsauftrag wird in „Wahrnehmen, Kennenlernen, in Beziehung treten" vertieft.

Theorieunterricht: Der Mensch in seinen Lebensphasen *Gesamtstunden: 109*	**Std.**	**LLP**	**Dozent aus**
Gesundheit und Krankheit • Theorien zum Gesundheits- und Krankheitsverständnis, biomedizinisches Modell • allgemeine Bedürfnistheorien, z. B. Maslow	8	1.4.4 3.4.2	Pflegepädagogik
Lebens- und Entwicklungsphasen • Entwicklungspsychologie: vom Kind zum alten Menschen	22	2.4.3 3.4.2 5.4.1 5.4.5 6.4.3 11.4.1	Psychologie

Theorieunterricht: Der Mensch in seinen Lebensphasen *Gesamtstunden: 109*	Std.	LLP	Dozent aus
Beobachtungsaufgabe zu den Lebensphasen (Kinder und Jugendliche) • Hinführung (1 Std.) • Studienzeit (8 Std.) • Präsentation (4 Std.)	13	2.4.3 11.4.4	Pflegepädagogik
Biografiearbeit zu den Lebensphasen (Alter Mensch) • Hinführung (6 Std.) • Studienzeit (16 Std.) • Präsentation (4 Std.)	26	2.4.3 11.4.4	Pflegepädagogik
Anatomische und physiologische Grundlagen • Stoffwechsel • Verdauung	16	1.4.3 2.4.7	Medizin
Projektarbeit: Ernährung und Gesundheit in verschiedenen Lebensphasen (Nahrungsbestandteile, Bedarf, ausgewogene Ernährung, Nahrungsbedarf und -aufnahme, kulturelle und religiöse Aspekte) • Hinführung (2 Std.) • Studienzeit (16 Std.) • Präsentation (4 Std.)	22	1.4.3 2.4.2 2.4.7 3.4.2	Pflegepädagogik
Umwelthygiene	2	7.4.6	Mikrobiologie

Praxisaufgaben

(1) Beobachtungsauftrag: Kommunikationssituation Kind – Eltern

Die Schüler erhalten einen Beobachtungsauftrag, der Ersteindruck, subjektive Wahrnehmung und objektive Beobachtung einer Kommunikationssituation mit Kindern reflektiert. Sie beobachten das Verhalten sowohl der Kinder untereinander als auch zwischen Kindern und Erwachsenen. Die Ergebnisse werden in Kurzreferaten präsentiert.

(2) Biografiearbeit: Der Mensch und seine lebensgeschichtliche Prägung

In einer Biografiearbeit über zwei Tage wird von jedem Schüler eine Arbeit zur Biografie eines alten Menschen angefertigt. Hier wird die exemplarische Auseinandersetzung mit der Lebensgeschichte eines Menschen, den historischen Kontextbedingungen seines Lebenslaufes, seinen Erfahrungen und Prägungen gefördert.

(3) Projektarbeit: Ernährung und Gesundheit in verschiedenen Lebensphasen

Anhand von Impulsaussagen erarbeiten Schüler in Arbeitsgruppen Fragen der Ernährung und der Gesundheit in den verschiedenen Lebensphasen. Die Projektphase wird mit den Präsentationen der Arbeitsergebnisse beendet.

Lehr-/Lerndesign

Ad (1)

Dem einführenden Unterricht folgen Übungssequenzen zur Beobachtung von Entwicklung des Menschen. Der Ansatz des situativen Lernens ermöglicht hier die Verknüpfung und Auseinandersetzung mit den Erfahrungen der Lernenden und bahnt eine Weiterverknüpfung mit theoretischen Explikationen und praktischen Erfahrungen an.

Ad (2)
Die Ergebnisse der Praxisaufträge werden in Form von Einzelreferaten präsentiert.

Ad (3)
Die Inhalte zur gesunden Ernährung in den einzelnen Lebensphasen werden von den Schülern im Projekt erarbeitet und als Gruppenreferate vorgetragen.

Kompetenzen

Personale Kompetenz

Selbstreflexivität:

- nimmt eigene Erwartungen und Einstellungen wahr und steht dazu
- zieht Schlüsse für den Lernbedarf und das eigene Handeln
- kennt eigene Stärken und Schwächen

Methodische Kompetenz

Analysefähigkeit:

- erfasst und beachtet die individuelle Situation der Patienten

Planungsfähigkeit:

- plant eigenes Handeln vorausschauend
- wählt Methoden nach fachlichen Aspekten aus und wendet sie sicher an

Soziale Kompetenz

Empathie:

- nimmt Situationen aus Sicht der Betroffenen wahr
- wendet sich fürsorglich den Menschen zu
- achtet die individuellen Bedürfnisse, die Intimsphäre
- verhält sich kongruent

Beziehungsfähigkeit:

- gestaltet die Beziehungen verlässlich
- hält Beziehungen aufrecht
- kann Beziehungen abschließen
- geht reflektiert mit Nähe und Distanz um

Ergebnissicherung

Die theoretischen Inhalte werden in der Klausur im Einführungsblock geprüft. Zu den schriftlich ausgearbeiteten Praxisaufträgen zur Beobachtung eines Kindes und zur Biografiearbeit erhalten die Schüler eine mündliche und schriftliche Rückmeldung.

Literatur

Antonovsky A: Salutogenese. Zur Entmystifizierung der Gesundheit. Tübingen: Deutsche Gesellschaft für Verhaltenstherapie; 1997

Bachmair S u. a.: Beraten will gelernt sein. Ein praktisches Lehrbuch für Anfänger und Fortgeschrittene. Weinheim: Beltz; 2008

Böhnisch L: Sozialpädagogik der Lebensalter. Eine Einführung. Weinheim: Juventa; 2004

Capra F: Wendezeit. Bausteine für ein neues Weltbild. München: Droemer/Knaur; 2004

Darmann-Finck I, Richter M (Hrsg.): Biografieorientierung in der Pflegebildung. Frankfurt/Main: Lang; 2011

Endepohls M: Lebensphasen im Wandel. Alltagspsychologische Definitionen des Jugendalters und Erwachsenenalter. Bonn: Holos; 1995

Erikson E: Der vollständige Lebenszyklus. Frankfurt/Main: Suhrkamp; 2009

Köther I (Hrsg.): Thiemes Altenpflege. Altenpflege professionell. Stuttgart: Thieme; 2007

Kühlewind G: Vom Normalen zum Gesunden. Wege zur Befreiung des erkrankten Bewusstseins. Stuttgart: Verlag Freies Geistesleben; 2005

Lorenz R: Salutogenese. Grundwissen für Psychologen, Mediziner, Gesundheits- und Pflegewissenschaftler. München: Reinhardt; 2005

Lindenberger U u. a: Die Berliner Altersstudie. Berlin: Akademie Verlag; 2009

Oerter R, Montada L: Entwicklungspsychologie. Weinheim: Beltz; 2008

Papousek M: Vom ersten Schrei zum ersten Wort. Anfänge der Sprachentwicklung in der vorsprachlichen Kommunikation. Bern: Huber; 2001

Riemann F, Kleespies W: Die Kunst des Alterns. Reifen und Loslassen. München: Reinhardt; 2007

Ruckstuhl B: Gesundheitsförderung. Entwicklungsgeschichte einer neuen Public Health-Perspektive. Weinheim: Juventa; 2011

Sentker A, Wigger F (Hrsg.): Phänomen Mensch. Körper, Krankheit, Medizin. Heidelberg: Spektrum; 2008

Zimbardo P, Gerrig R: Psychologie. München: Pearson; 2008

3.2.4 Wahrnehmen, Kennenlernen, in Beziehung treten

Modulbeschreibung

Eine der wichtigsten Grundlagen des Pflegeberufs ist die Interaktion und Kommunikation sowohl mit Patienten und deren Angehörigen als auch mit den Mitgliedern des therapeutischen Teams. Daher ist dieses Modul zu Beginn der Ausbildung vorgesehen. Neben Wahrnehmung und Beobachtung werden Interaktion, Kommunikation, soziale Rollen sowie das Lernen und Arbeiten in Gruppen erarbeitet. Lerninhalte zu Anatomie und Physiologie der Sinnesorgane runden das Modul ab. In einem praktischen Anteil beobachten und analysieren die Schüler eine Kommunikationssituation zwischen Kindern und Erwachsenen. Das Modul bereitet nicht nur auf die erste Begegnung mit Kranken und Pflegebedürftigen vor, sondern vermittelt auch den Stellenwert von Kommunikations- und Beziehungsarbeit als Teil der Pflege.

Altersgruppenspezifische Aspekte

Interaktion und Kommunikation verändern sich mit dem Lebensalter. Dies wird in den Unterrichten fortlaufend thematisiert. Aus der Übung zur Beobachtung von Kindern im Umgang mit Erwachsenen werden Kommunikation und Interaktion von Menschen verschiedener Altersgruppen analysiert.

Beziehung zu anderen Modulen

Es besteht eine enge Verknüpfung mit den Modulen „Der Mensch in seinen Lebensphasen“, „Orientierung und Organisation I“, „Wohlbefinden fördern I“, „Gesunde Kinder und Jugendliche“ sowie „Bewegung und Belastbarkeit I“. Es bildet die Grundlage für „Kommunikation in schwierigen Situationen“. Im weiteren Verlauf der Ausbildung werden die Themen des vorliegenden Moduls immer wieder vertieft. Insbesondere „Begegnung mit Krise und Krankheit I und II“, „Frauen in Gesundheit und Krankheit“, sowie „Psychische und psychiatrische Gesundheit“ thematisieren Interaktion und Kommunikation eingehend.

Theorieunterricht: Wahrnehmen, Kennenlernen, in Beziehung treten *Gesamtstunden: 36*	Std.	LLP	Dozent aus
Wahrnehmen • erster Eindruck • gegenständliche, interpersonale und Selbstwahrnehmung • Differenz von Eigen- und Fremdwahrnehmung • Wahrnehmungsübungen • Wahrnehmungsverzerrungen • subjektive Wahrnehmung, selektive Wahrnehmung • Einflussfaktoren der Wahrnehmung • Stereotypie und Vorurteile	4	2.4.9	Pflegepädagogik

Module

Theorieunterricht: Wahrnehmen, Kennenlernen, in Beziehung treten *Gesamtstunden: 36*	**Std.**	**LLP**	**Dozent aus**
Beobachten • systematische und unsystematische Beobachtung • teilnehmende und nicht teilnehmende Beobachtung, Beobachtungskriterien • Beobachtungsinstrumente, z. B. Verlaufssoziogramme, Erhebungsbögen • Subjektivität und Objektivität von Beobachtungen • Wiedergabekriterien und Wiedergabe von Beobachtungen	4	2.4.9	Pflegepädagogik
Kommunikation und Gesprächsführung • verbale und nonverbale Kommunikation • Kommunikationstheorien (Schulz von Thun 2007, Watzlawik et al. 2011) • gelungene und nicht gelungene Kommunikation • verstehen und verstanden werden	8	2.4.3 2.4.9	Pflegepädagogik
Gesprächstechniken • z. B. aktives Zuhören, Feed-back, Ich/Du-Aussagen (2 Std.) • Grundaussagen zu Rogers (Groddeck 2002, Rosenberg 2007), Themenzentrierte Interaktion (Charlier 2001) (4 Std.)	6	2.4.3 3.4.3	Pflegepädagogik
Interaktion • Beziehungsmerkmale und Bindungen • Bedeutung von Nähe und Distanz • Arten und Entwicklung von Beziehungen • professionelle Beziehung	2		Pflegepädagogik
Arbeiten und Lernen in Gruppen • Grundlagen der Gruppensoziologie, Entwicklungsphasen, Rollen in Gruppen, Möglichkeiten und Grenzen von Gruppen • die Schule, die Klasse, das Team als Lernort	2	12.4.2	Pflegepädagogik
Rollen und Konflikte • soziale Rollen • Positionen • Intra- und Interrollenkonflikte	4	2.4.12	Pflegepädagogik
Anatomische und physiologische Grundlagen • Anatomie und Physiologie der Sinnesorgane	6	1.4.3	Medizin

Praxisaufgaben

Der Praxisauftrag steht in Verbindung mit dem Modul „Gesunder Mensch in seinen Lebensphasen“. Die Schüler erhalten einen Beobachtungsauftrag, der Ersteindruck, subjektive Wahrnehmung und objektive Beobachtung einer Kommunikationssituation zwischen Kindern und Erwachsenen analysiert und reflektiert.

Lehr-/Lerndesign

Die methodische Umsetzung bezieht sich gleichermaßen auf die Ich-, Wir- und Sachebene der

Unterrichtsinhalte. Dadurch verbindet sich das Sachthema immer mit der Selbstreflexionsebene der Teilnehmer und/oder mit der gruppendynamischen Situation der Klasse. Hierzu werden Trainingssequenzen zur Vertiefung und Reflexion der Eigen- und Fremdwahrnehmung und zur Verdeutlichung der Subjektivität von Wahrnehmung mit theoretischen Grundlagen verknüpft. Die Methoden beinhalten Wahrnehmungsübungen aus der Gestaltpädagogik, Phantasiereisen, Sprech- und Sprachübungen sowie Reflexion des Selbstbildes und der eigenen Wahrnehmungsfähigkeit. Interviews und Rückmeldungsübungen ergänzen diese Reflexionen, üben aber auch klassische Gesprächstechniken ein. Kommunikationstheorien werden durch ausgedehntes Literaturstudium, anschließende Kleingruppenarbeit und Ergebnispräsentation wechselseitig in Kleingruppe und Gesamtklasse vermittelt.

Kompetenzen

Personale Kompetenz

Selbstreflexivität:

- nimmt eigene Erwartungen und Einstellungen wahr und steht dazu
- zieht Schlüsse für den Lernbedarf und das eigene Handeln
- kennt eigene Stärken und Schwächen
- reflektiert die eigene Entwicklung
- reflektiert die berufliche Entwicklung

Soziale Kompetenz

Beziehungsfähigkeit:

- geht die beruflichen Beziehungen ein
- geht reflektiert mit Nähe und Distanz um

Rollenflexibilität:

- verdeutlicht ggf. die jeweilige Rolle
- sucht Klärung bei Rollenkonflikten

Kritikfähigkeit:

- nimmt Konflikte wahr und spricht sie an
- trägt aktiv zu konstruktiven Lösungen bei
- äußert den eigenen Standpunkt
- bewältigt Konflikte, ggf. mit Hilfe von außen

Empathie:

- nimmt Situationen aus Sicht der Betroffenen wahr
- wendet sich fürsorglich den Patienten zu
- achtet die individuellen Bedürfnisse, die Intimsphäre
- verhält sich kongruent

Ergebnissicherung

Die Ergebnissicherung erfolgt durch die Referate und die sich anschließenden Rückmeldungen sowie durch die erste Klausur am Ende des Einführungsblocks. Die Reflexion der Wahrnehmungs- und Beobachtungskompetenzen, die Umsetzung der Gesprächstechniken und die Reflexion der eigenen Rolle werden in den Praxisbegleitungen fortgesetzt.

Literatur

Antons K: Praxis der Gruppendynamik. Übungen und Techniken. Göttingen: Hogrefe; 2011

Ammende R: Therapeutische Berührung. In: Bauer J, Jehl R: Humanistische Pflege in Theorie und Praxis. Stuttgart: Schattauer; 2000

Argyle M: Körpersprache und Kommunikation. Paderborn: Junfermann; 2005

Bauer R: Beziehungspflege. Professionelle Beziehungsarbeit für Gesundheitsberufe. Unterostendorf: Ibicura; 2004

Borgers A u. a.: In guten Händen. Gesundheits- und Krankenpflege, Gesundheits- und Kinderkrankenpflege. Berlin: Cornelsen; 2007

Brocher T: Gruppenberatung und Gruppendynamik. Leonberg: Rosenberger; 2007

Charlier S: Grundlagen der Psychologie, Soziologie und Pädagogik für Pflegeberufe. Stuttgart: Thieme; 2001

Fengler J: Feedback geben. Strategien und Übungen. Weinheim: Beltz; 2009

Gehm T: Kommunikation im Beruf. Hintergründe, Hilfen, Strategien. Weinheim: Beltz; 2004

Groddeck N, Rogers C: Wegbereiter der modernen Psychotherapie. Darmstadt: Wissenschaftliche Buchgesellschaft; 2011

Groothuis R: Soziale und kommunikative Fertigkeiten. Bern: Huber; 2000

Hornung R, Lächler J: Psychologisches und soziologisches Grundwissen für Krankenpflegeberufe. Weinheim: Beltz; 2005
Molcho S: Körpersprache. München: Bassermann; 2003
Kopp J, Schäfers B (Hrsg.): Grundbegriffe der Soziologie. Wiesbaden: Verlag für Sozialwissenschaften; 2010
Langmaack B, Braune-Krickau M: Wie die Gruppe laufen lernt. Anregungen zum Planen und Leiten von Gruppen. Weinheim: Beltz; 2010
Nolting H-P, Paulus P: Psychologie lernen. Eine Einführung und Anleitung. Weinheim: Beltz; 2009
Oerter R, Montada L: Entwicklungspsychologie. Weinheim: Beltz; 2009
Petrie P: Kommunikation mit Kindern und Erwachsenen. Wiesbaden: Ullstein; 1999
Rosenberg M: Gewaltfreie Kommunikation. Eine Sprache des Lebens. Paderborn: Junfermann; 2007
Schulz von Thun F: Miteinander reden Teil 3. Das innere Team und situationsgerechte Kommunikation. Kommunikation, Person, Situation. Hamburg: Rowohlt; 2007
Specht-Tomann M, Tropper D: Hilfreiche Gespräche und heilsame Berührungen im Pflegealltag. Berlin: Springer; 2011
Stevens J: Die Kunst der Wahrnehmung. Übungen der Gestalttherapie. Gütersloh: Gütersloher Verlagshaus; 2006
Watzlawick P, Beavin J, Jackson D: Menschliche Kommunikation. Formen, Störungen, Paradoxien. Bern: Huber; 2011
Zimbardo P, Gerrig R: Psychologie. München: Pearson; 2008

3.2.5 Wohlbefinden fördern I

Modulbeschreibung

Wohlbefinden wird als ein zentrales Element der Gesundheit in allen Lebensphasen angesehen. Die Förderung des Wohlbefindens ist eine zentrale Aufgabe der Gesundheits- und Krankenpflege. Vor einer Annäherung an krankhafte Veränderungen werden in diesem Modul Themen bearbeitet, die der Gesundheitsförderung von Menschen dienen. Das Modul ermöglicht die theoretische Auseinandersetzung mit den Merkmalen von Wohlbefinden und verdeutlicht dessen individuelle Ausprägung. Es thematisiert die Bedeutung pflegerischer Handlungen/Interaktionen zur Förderung des Wohlbefindens.

Aktivität und Entspannung, Wärmehaushalt und Temperaturregulation wie auch Haut- und Körperpflege werden exemplarisch als Merkmale von Wohlbefinden bearbeitet und in praktischen Übungen in Selbsterfahrung reflektiert.

Ein Praxisworkshop zur Umsetzung der Körperpflege stellt einen methodischen Schwerpunkt dar. Die Schüler erfahren, dass die Körperpflege nicht nur eine psychomotorische Fähigkeit ist, sondern auch therapeutische Wirkung hat, zum Wohlbefinden das Patienten beiträgt und Dimensionen der zwischenmenschlichen Beziehungen beinhaltet.

Altersgruppenspezifische Aspekte

Die Themen sind für jede Lebensphase relevant. Spezielle Anforderungen, die sich aus dem Alter ergeben, werden an den jeweiligen Stellen mit einbezogen.

Beziehung zu anderen Modulen

Dieses Modul ist im Einführungskurs angesiedelt. Es greift auf die Inhalte des Moduls „Wahrnehmen, Kennenlernen, in Beziehung treten“ (hier Schwerpunkt Kommunikation und Berührung) und „Gesunder Mensch in seinen Lebensphasen“ (hier Schwerpunkt Gesundheit) zurück. Wohlbefinden fördern als Leitgedanke pflegerischen Handelns wird hier erstmals beleuchtet und findet in den Modulen „Wohlbefinden fördern II und III“ seine Fortführung.

Theorieunterricht: Wohlbefinden fördern I *Gesamtstunden: 44*	Std.	LLP	Dozent aus
Aktivität, Ausgleich und Entspannung • Atmung (Wahrnehmung, Vertiefung, Entspannung, Stimulierung) (2 Std. in Gruppen) • Ruhen und Schlafen (Physiologie, Einflussfaktoren, Förderung) (4 Std.) • Basale Stimulation (2 Std.)	8	2.4.6	Pflegepädagogik
Wärmehaushalt und Temperaturregulation im Lebensverlauf • Physiologie und Pathophysiologie (2 Std.) • Einflussfaktoren der Temperaturregulation (2 Std.) • Temperaturmessung (2 Std.) • Wohlbefinden fördern bei Fieber (2 Std.) • thermische Anwendungen (mit Übungen) (2 Std. in Gruppen)	10	2.4.5	Pflegepädagogik
Haut- und Körperpflege • Einführung (2 Std.) • Studienzeit zur Bearbeitung der Arbeitsmappe Körperpflege (12 Std.) • Meeting zur Auswertung der Arbeitsmappe Körperpflege (2 Std.) • Workshop zu Haar-, Augen-, Ohren-, Nasen-, Mund-, Bart-, Haut-, Intim-, Fuß-, Ganzkörperpflege (4 Std. in Gruppen) • Anatomie und Physiologie der Haut (6 Std.)	26	1.4.3 2.4.1	Pflegepädagogik Medizin

Praxisaufgaben

Die Praxisaufgabe verbindet dieses Modul mit „Bewegung und Belastbarkeit“. Die Haut- und Körperpflege gehört zu den Schwerpunkten des ersten Klinikeinsatzes. Im Rahmen der Praxisbegleitung gestaltet der Schüler eine ausgewählte Pflegesituation mit einem Patienten. Diese umfasst:

- Einschätzung der Patientenbedürfnisse in Bezug auf die Haut- und Körperpflege
- Einschätzung der Haut- und Mundschleimhautsituation
- Auswahl geeigneter Pflegeprodukte
- selbstständige Durchführung einer Ganzkörper- bzw. Teilwäsche des Patienten

Im Rahmen von Praxisanleitung und -begleitung werden folgende Aufgaben mit dem Schüler eingeübt:

- Einschätzung der Situation und des Befindens des Patienten
- Einschätzung der Gefährdung des Patienten für Pneumonie, Thrombose, Dekubitus, Kontraktur, Soor und Parotitis
- Auswahl geeigneter prophylaktischer Maßnahmen und deren selbstständige Durchführung
- Ermittlung der Kreislaufsituation
- Ermittlung der Körpertemperatur mit unterschiedlichen Hilfsmitteln und an unterschiedlichen Messorten und deren korrekte Dokumentation
- basale Stimulation
- Reflexion der Wirksamkeit der ausgewählten Maßnahmen

Lehr-/Lerndesign

Im Modul werden das Literaturstudium, das Gruppengespräch und praktische Übungen als vorwiegende Lernmethoden eingesetzt. In einer Arbeitsmappe ist relevante Literatur zur Körperpflege zusammengefasst. Sie enthält Zeitschriftenartikel, Auszüge aus Büchern und aus dem Internet, eigene Aufzeichnungen der Lehrenden, Arbeitsblätter, Literaturhinweise etc. Sie wird anhand von Impulsfragen bearbeitet. In einem Meeting werden Übereinstimmungen und Widersprüche in den verschiedenen Texten analysiert. Zudem erhalten die Schüler die Möglichkeit, ihre Erfahrungen, Ängste und Vorbehalte zur Körperpflege zu thematisieren. Hierbei steht die affektive Komponente des Themas im Vordergrund.

Ausgewählte Anteile der Haut- und Körperpflege, Temperaturmessung, Wärme und Kälteanwendungen werden praktisch geübt. Die Tätigkeiten werden zunächst demonstriert und dann unter Anleitung trainiert.

Kompetenzen

Personale Kompetenz

Autonomie:
- setzt sich Ziele
- reagiert flexibel auf situative Anforderungen
- setzt Prioritäten begründet
- trifft Entscheidungen

Selbstreflexivität:
- nimmt eigene Erwartungen und Einstellungen wahr und steht dazu
- zieht Schlüsse für den Lernbedarf und das eigene Handeln
- kennt eigene Stärken und Schwächen
- reflektiert die eigene Entwicklung

Eigenverantwortung:
- nimmt Verantwortung für die Ausbildung wahr
- hält Vereinbarungen ein
- nimmt Rücksprache bei Unsicherheit
- steht zu eigenen Versäumnissen

Autonomie:
- setzt sich Ziele
- reagiert flexibel auf situative Anforderungen
- setzt Prioritäten begründet
- trifft Entscheidungen

Lernbereitschaft:
- ist bereit, aus eigenen und fremden Erfahrungen zu lernen
- zeigt Interesse an Lernangeboten
- nutzt Lernmöglichkeiten

Fachkompetenz

Fähigkeit, Fachwissen anzuwenden:
- erwirbt Kenntnisse in fachspezifischen Methoden und Verfahren und wendet sie an

Problemlösungsfähigkeit:
- orientiert Handeln an den Problemen, Zielen und Organisationsbedingungen
- handelt bei Bedarf Kompromisse aus

Soziale Kompetenz

Beziehungsfähigkeit:
- geht reflektiert mit Nähe und Distanz um

Rollenflexibilität:
- nimmt die eigene Rolle in unterschiedlichen Zusammenhängen bewusst ein/wahr
- nimmt die Rollen anderer bewusst wahr und kann sie einschätzen
- verdeutlicht ggfs. die jeweilige Rolle
- sucht Klärung bei Rollenkonflikten

Empathie:
- nimmt Situationen aus Sicht der Betroffenen wahr
- wendet sich fürsorglich den Patienten zu
- achtet die individuellen Bedürfnisse, die Intimsphäre

Ergebnissicherung

- Lerngespräche im Rahmen der Praxisbegleitung zur Umsetzung der praktischen Fertigkeiten
- Klausur: theoretische Inhalte des Einführungsblocks
- mündliche Prüfung: theoretische und praktische Inhalte des Einführungsblocks

Literatur

Bienstein C, Fröhlich A: Basale Stimulation in der Pflege. Die Grundlagen. Bern: Huber; 2010

Gieler U: Die Sprache der Haut. Das Wechselspiel von Körper und Seele. Ostfildern: Patmos; 2007

Schewior-Popp S, Sitzmann F, Ullrich L (Hrsg.): Thiemes Pflege. Stuttgart: Thieme; 2009

König A, Prüß C: Verknüpfung der Ausbildungsintentionen „Selbstgesteuertes eigenverantwortliches Lernen" und „Einübung manueller Fertigkeiten" am Beispiel der Unterrichtseinheit „Haut- und Körperpflege" im Pflegeunterricht. Pflegedokumentation. Heft 11, S. 2002

Oelke U (Hrsg.): In guten Händen. Band1. Berlin: Cornelsen; 2007

Sachsenmaier B: Professionelle Hautpflege. Stuttgart: Kohlhammer; 2000

Danzer S: Hautpflege. Alles Wichtige für die Pflege-Praxis. Hannover: Schlütersche; 2008

Faller A, Schünke M: Der Körper des Menschen. Einführung in Bau und Funktion. Stuttgart: Thieme; 2008

Gekle M u. a.: Taschenlehrbuch Physiologie. Stuttgart: Thieme; 2010

Gottschalck T: Mundhygiene und spezielle Mundpflege. Bern: Huber; 2007

Huch R, Jürgens K: Mensch Körper Krankheit. München: Elsevier; 2011

Münstermann U: Basale Stimulation in der Kinderkrankenpflege. Individuelle Möglichkeiten in der Pädiatrie. München: Elsevier; 2009

Sonn A, Baumgärtner U, Merk B: Wickel und Auflagen. Alternative Pflegemethoden erfolgreich anwenden. Stuttgart: Thieme; 2010

Spornitz U: Anatomie und Physiologie. Lehrbuch und Atlas für Pflege- und Gesundheitsfachberufe. Berlin: Springer; 2010

Zimmermann E: Aromatherapie für Pflege- und Heilberufe. Kursbuch für Ausbildung und Praxis. Heidelberg: Haug; 2011

3.2.6 Bewegung und Belastbarkeit I

Modulbeschreibung

Schon zu Beginn der Ausbildung werden Bewegung und Belastbarkeit als zentrale Einflussgrößen für das Wohlbefinden des Menschen verdeutlicht. Der individuelle Stellenwert der Bewegung und der körperlichen Belastbarkeit für den Menschen wird reflektiert. Hierbei geht es sowohl um die Erhaltung und Förderung der Gesundheit der Patienten als auch um die Gesunderhaltung der Lernenden wie der Pflegenden. Dadurch wird die Bedeutung von Bewegungseinschränkungen nachvollziehbar. Gesunde Bewegungsmuster und prophylaktische Maßnahmen werden vermittelt und eingeübt. Anatomische und physiologische Grundlagen von Bewegungsabläufen und Herz-Kreislauf-Funktion bilden das Basiswissen dafür.

Neben Prophylaxen gegen Gefährdungen des Patienten, die durch mangelnde Bewegung entstehen, bilden auch körperliche Belastungen innerhalb des Pflegeberufs einen thematischen Schwerpunkt dieses Moduls.

Altersgruppenspezifische Aspekte

In der Einführung zur gesunden Bewegung wird die Entwicklung von Bewegungsmöglichkeit und körperlicher Belastbarkeit im Lebensverlauf thematisiert. Bei den anderen Themen liegt der Fokus in erster Linie auf Erwachsenen und älteren Menschen.

Beziehung zu anderen Modulen

Das Modul wird in der ersten Hälfte des Einführungsblockes etwa zeitgleich mit dem Modul „Wohlbefinden fördern I" vermittelt. Nachdem die Lernenden sich in den Modulen „Grundlagen und Orientierung I", „Wahrnehmen, Kennenlernen, in Beziehung treten" und „Der Mensch in seinen Lebensphasen" mit dem Menschen und der Gesundheit beschäftigt haben, wird in diesem Modul das Thema Gesundheit im Bezug auf Bewegung und Belastbarkeit vertieft. Auswirkungen von Krankheiten auf die Bewegung und Belastbarkeit werden im Modul „Bewegung und Belastbarkeit II" bearbeitet.

Theorieunterricht: Bewegung und Belastbarkeit I *Gesamtstunden: 80*	**Std.**	**LLP**	**Dozent aus**
Gesunde Bewegung • eigene Gewohnheiten und Bedürfnisse (1 Std.) • rückenschonendes Arbeiten (3 Std.) • Anatomie und Physiologie des Bewegungsapparats (12 Std.)	16	1.4.3 3.4.2 10.4.3	Pflegepädagogik Medizin
Bewegungseinschränkungen und ihre Auswirkungen auf Haut und Gelenke • Mobilisationstechniken: erstes Aufstehen, Lagerungstechniken und Hilfsmittel (4 Std.) • Nationaler Expertenstandard Dekubitusprophylaxe (8 Std.) • Kontrakturenprophylaxe (2 Std.) • Kinästhetik (16 Std.)	30	2.4.5 2.4.6 2.4.8 2.4.13 7.4.2	Pflegepädagogik
Bewegungseinschränkungen und ihre Auswirkungen auf Atmung und Kreislauf • Anatomie und Physiologie des Herzens und des Atmungssystems (12 Std.) • Vitalzeichen und Atemparameter (4 Std.) • Störungen der Atmung und Abweichungen der Vitalzeichen (4 Std.) • Pneumonie- und Atelektasenprophylaxe (6 Std. inkl. 4 Std. Übung in Gruppen) • Inhalation, O_2-Versorgung (2 Std.) • Thromboseprophylaxe (6 Std. inkl. 4 Std. Übung in Gruppen)	34	1.4.3 2.4.5 2.4.6 6.4.3	Medizin Pflegepädagogik

Praxisaufgaben

Ab dem ersten Klinikeinsatz werden theoretische Kenntnisse in verschiedenen Prophylaxen und rückenschonendem Arbeiten praktisch umgesetzt. Diese Modulinhalte bilden in der weiteren Ausbildung einen Schwerpunkt der Praxisbegleitung.

Lehr-/Lerndesign

Die Inhalte werden durch Unterricht, Literaturstudium und praktische Übungen im Skills-Lab vermittelt.

Kompetenzen

Fachkompetenz

Fähigkeit, Fachwissen anzuwenden:

- erwirbt Kenntnisse über fachspezifische Methoden und Verfahren und wendet sie an
- wählt Methoden situationsgerecht aus
- wendet die pflegerische Fachsprache an

Transferfähigkeit:

- integriert Pflegewissen und Wissen aus den Bezugswissenschaften in vorhandenes Wissen

Problemlösungsfähigkeit:

- orientiert Handeln an den Problemen, Zielen und Organisationsbedingungen
- handelt bei Bedarf Kompromisse aus

Methodische Kompetenz

Selbstpflegefähigkeit:
- erkennt die eigene Leistung an
- erkennt eigene Grenzen rechtzeitig
- schützt sich vor Überforderung

Analysefähigkeit:
- erfasst und beachtet die individuelle Situation der Patienten
- erkennt aktuelle und stehende Probleme und zieht daraus sinnvolle Schlüsse

Vernetzungsfähigkeit:
- führt Wissen und Methoden im Handeln zusammen
- vernetzt das eigene Handeln mit dem aller Beteiligten (Pflegeteam, Schüler, Angehörige, andere Professionen, Behörden etc.)

Ergebnissicherung

Die theoretischen Inhalte werden im Rahmen einer Klausur und einer mündlichen Prüfung überprüft. Die praktischen Fertigkeiten werden in der Gruppe geübt und dort rückgemeldet. Weitere Rückmeldungen erfolgen durch die Lehrkraft im Rahmen Praxisbegleitung.

Literatur

Asmussen M: Praxisbuch Kinaesthetics. Erfahrungen zur individuellen Bewegungsunterstützung auf Basis der Kinästhetik. München: Elsevier; 2006

Bauernfeind G, Strupeit S: Dekubitusprophylaxe und -behandlung. Praxisleitfaden zum Expertenstandard Dekubitusprophylaxe in der Pflege. Stuttgart: Kohlhammer; 2011

Bienstein C, Klein G, Schröder G: Atmen. Stuttgart: Thieme ; 2000

Citron I: Kinästhetik. Kommunikatives Bewegungslernen. Stuttgart: Thieme; 2011

Gehart R: Anatomie und Physiologie verstehen. Lehr- und Arbeitsbuch. München: Elsevier; 2008

Hotz M: Decubitalulcera. Prophylaxe und Wundmanagement. Die Implementierung des nationalen Expertenstandards Dekubitusprophylaxe in der Pflege. St. Augustin: Asgard; 2006

Kamphausen U: Prophylaxen in der Pflege. Anregungen für kreatives Handeln. Stuttgart: Kohlhammer; 2011

Kirsch J u. a.: Taschenlehrbuch Anatomie. Stuttgart: Thieme; 2010

Salter M: Körperbild und Körperbildstörungen. Bern: Huber 1998

Specht-Tomann M, Tropper D: Hilfreiche Gespräche und heilsame Berührungen im Pflegealltag. Berlin: Springer; 2011

Steffens N: Thromboseprophylaxe. Lernzirkel in der Pflegeausbildung. München: Elsevier; 2008

Wewerka G: Rückenschonende Pflege. Arbeitstechniken bei verschiedenen Krankheitsbildern. Stuttgart: Kohlhammer; 2007

3.2.7 Der Mensch im Krankenhaus I

Modulbeschreibung

Da die Lernenden zunächst in Krankenhäusern eingesetzt werden und dort auch viele Teile ihrer Ausbildung absolvieren, ist eine gute Kenntnis der hier vorhandenen Bedingungen unabdingbar. Neben strukturellen und organisatorischen Merkmalen der Institution Krankenhaus steht die Situation des Patienten im Mittelpunkt. Die Betrachtung und Koordination der Pflege in ihrer Vernetzung mit den verschiedenen Bereichen der Gesundheitsversorgung wird grundlegend betrachtet. Unterschiedliche Krankenhaustypen und erste Ansätze zur baulichen Gestaltung von Krankenhäusern werden thematisiert. Zentraler Aspekt des Moduls ist die Sicherheit des Patienten und der Schutz vor nosokomialen Infektionen durch die Vermittlung hygienischer Grundsätze und Anforderungen. Diese werden auch durch die Aneignung exemplarischer Techniken im Rahmen der Mitwirkung bei Diagnostik und Therapie vertieft. Ein Erste-Hilfe-Kurs im Skills-Lab bereitet theoretisch und praktisch auf Notfallsituationen vor.

In der Klinikgruppe erhalten die jeweils in einer Abteilung eingesetzten Schüler einmal wöchentlich vor Ort Unterricht durch Pflegende aus der Praxis.

Altersgruppenspezifische Aspekte

Die in diesem Modul behandelten Themen beziehen sich in erster Linie auf Erwachsene, wobei die besonderen Bedürfnisse älterer Menschen besonders berücksichtigt werden. Die Situation von Kindern im Krankenhaus wird im Modul „Das Kind im Krankenhaus" im zweiten Ausbildungsabschnitt ausführlich behandelt.

Beziehung zu anderen Modulen

Dieses Modul stellt die Brücke zum ersten Klinikeinsatz dar. Es greift insbesondere auf Wissen aus den Modulen „Pflege als Beruf I" sowie „Der Mensch in seinen Lebensphasen" zurück. Eine Weiterführung gibt es in den Modulen „Der Mensch im Krankenhaus II" und „Das Kind im Krankenhaus".

Theorieunterricht: Der Mensch im Krankenhaus I *Gesamtstunden: 80*	**Std.**	**LLP**	**Dozent aus**
Situation des Patienten • Krankenhausaufnahme eines Patienten, Verlust von Sicherheit (ungewohnte Umgebung/Tagesablauf), Hoffnung auf Linderung/Heilung • Privatsphäre des Patienten • die Institution Krankenhaus aus der Sicht der Sozialwissenschaften • Patientenrechte/-pflichten	4	5.4.2	Pflegepädagogik
Schutz und Sicherheit für Patienten im Krankenhaus • Grundlagen aus der Mikrobiologie inkl. Immunologie und Anteile der Infektionslehre inkl. MRSA (24 Std.) • allgemeine Hygiene/Individualhygiene (2 Std.) • Krankenhausinfektionen und Übertragungswege (3 Std.) • Reinigung, Desinfektion, Sterilisation (1 Std.) • Krankenhaushygiene und Verantwortlichkeiten, Aufgaben einer Hygienefachkraft (2 Std.) • Händedesinfektion, Schutzkleidung, Handschuhe (2 Std.) • Isolierungsmaßnahmen (2 Std.)	36	1.4.3 2.4.5 3.4.2	Mikrobiologie Pflegepädagogik
Erste Hilfe bei Menschen in Notfallsituationen	16	9.4.1	DRK o. ä.
Mitwirkung bei Diagnostik und Therapie • Injektionen: Einführung (s.c.-Injektion) • Infusionen: Zusammensetzung, Richten und Überwachen	8	8.4.4	Pflegepädagogik
Klinikgruppe • Themen aus der aktuellen Praxis	16	1.4.3 2.4.5 3.4.2	Pflegepraxis Medizin Sozialarbeit

Praxisaufgaben

Die Schüler sind entweder in der Inneren Medizin oder in der Chirurgie eingesetzt. Die Umsetzung von hygienischem Arbeiten in der Institution Krankenhaus unter Wahrung der Patientenbedürfnisse gehört zu den Schwerpunkten des ersten Klinikeinsatzes. Im Rahmen der Praxisbegleitung gestaltet der Schüler eine Pflegesituation mit einem ausgewählten Patienten. Die Pflegesituation umfasst:

- Einschätzung der Patientensituation
- Auswahl geeigneter Hygienemaßnahmen
- Einschätzung der Vereinbarkeit der Patientenbedürfnisse mit den hygienischen Erfordernissen und Gegebenheiten
- selbstständige Vornahme einer Subkutaninjektion

Im Rahmen der Praxisbegleitung bzw. gemeinsam mit dem Praxisanleiter der Station werden folgende Aufgaben eingeübt:

- Einschätzung der Gefährdung eines Patienten durch nosokomiale Infektionen
- selbstständige Durchführung von hygienischer Händedesinfektion und Flächendesinfektionen
- Umgang mit Sterilgut

In der Klinikgruppe werden die hygienischen Vorgaben als pflegerische Notwendigkeit thematisiert. Hier sollen die Schüler ihre Erfahrungen aus dem Pflegealltag in die Gruppe einbringen und ein Handlungsrepertoire entwickeln, welches sie dann mit Hilfe der Lehrer und Praxisanleiter auf die jeweilige Patientensituation zu übertragen lernen.

Lehr-/Lerndesign

Im Modul werden Unterricht, Literaturstudium und praktische Übungen im Skills-Lab und in der Praxis als vorwiegende Lernmethoden eingesetzt.

Im Literaturstudium geht es um die Bearbeitung vorgegebener Fragestellungen, um Übereinstimmungen und Widersprüche in der Literatur und das Aufspüren von Forschungsergebnissen, die es im Zusammenhang mit Hygiene im Krankenhaus gibt.

Im Unterricht erhalten die Schüler die Möglichkeit, ihre Erfahrungen mit der Umsetzung von hygienischen Maßnahmen im Klinikbereich in Kleingruppen zu thematisieren. Hier steht das Spannungsfeld zwischen theoretischen Vorgaben und der praktischen Handhabung im Vordergrund.

Im Skills-Lab werden unter Anleitung die Subkutaninjektion, die hygienische Händedesinfektion und das Anziehen steriler Handschuhe praktisch geübt. Eine Vertiefung erfolgt im Praxisfeld durch Üben mit Lehrern und Praxisanleitern.

Kompetenzen

Personale Kompetenz

Lernbereitschaft:

- erschließt sich selbstständig neues Wissen
- übernimmt Verantwortung für die eigene Leistungskontinuität

Fachkompetenz

Fähigkeit, Fachwissen anzuwenden:

- erwirbt Kenntnisse über fachspezifische Methoden und Verfahren und wendet sie an
- wählt Methoden situationsgerecht aus
- wendet die pflegerische Fachsprache an

Transferfähigkeit:

- überträgt Konzepte und Erfahrungen auf neue Situationen
- integriert Pflegewissen und Wissen aus den Bezugswissenschaften in vorhandenes Wissen
- erfasst Auswirkungen auf die Weiterentwicklung des Berufs

Methodische Kompetenz

Psychomotorische Fähigkeit:

- kann die eigenen Fähigkeiten einschätzen und trainieren
- wendet Ausgleichsmethoden rechtzeitig an

Evaluationsfähigkeit:

- überprüft eigenes Handeln kritisch
- überprüft die Wirksamkeit der Pflege aus Sicht der Patienten
- reflektiert auch unter dem Kosten-Nutzen-Aspekt

Selbstpflegefähigkeit:
- erkennt die eigene Leistung an
- erkennt eigene Grenzen rechtzeitig
- schützt sich vor Überforderung

Ergebnissicherung

Ausgewählte theoretische Inhalte werden in der ersten Klausur abgefragt. Während der praktischen Übungssituationen erhalten die Schüler Rückmeldung durch die betreuenden Lehrkräfte und Praxisanleiter.

Literatur

Adler R: Psychosomatik als Wissenschaft. Integrierte Medizin gedacht und gelebt. Stuttgart: Schattauer; 2000

Alvarado M: Die anthropologischen Grundlagen des Menschen. Entwicklung medizinischer Praktiken und biokulturelle Vielfalt. Berlin: Kovac; 2009

Benz R, Holländer R, Selke S: Der Hygieneplan. Ein Wegweiser durch den Alltag der Krankenhaushygiene. Stuttgart: Kohlhammer; 2011

Bergen P: Basiswissen Krankenhaushygiene. Hannover: Schlütersche; 2011

Brennecke R: Lehrbuch Sozialmedizin. Bern: Huber; 2004

Buser K, Schneller T, Wildgrube K (Hrsg.): Kurzlehrbuch medizinische Psychologie – medizinische Soziologie. München: Elsevier; 2007

Fischer J u. a.: Grundkurs Ethik. Grundbegriffe philosophischer und theologischer Ethik. Stuttgart: Kohlhammer; 2008

Fiedler K, Wilhelm M: Hygiene, Präventivmedizin, Umweltmedizin systematisch. Bremen: Uni-Med; 2011

Fölsch D: Ethik in der Pflegepraxis. Anwendung moralischer Prinzipien auf den Pflegealltag. Wien: Facultas, 2008

Gerber W, Kropp P (Hrsg.): Lehrbuch medizinische Psychologie und medizinische Soziologie. Stuttgart: Wissenschaftliche Verlagsgesellschaft; 2007

Gröning K: Entweihung und Scham. Grenzsituationen in der Pflege alter Menschen. Frankfurt: Mabuse; 2004

Hornung R, Lächler J: Psychologisches und soziologisches Grundwissen für Gesundheits- und Krankenpflegeberufe. Weinheim: Beltz; 2005

Kaiser H, Stanosch M, Lausch A: Hygiene, Infektionslehre, Mikrobiologie und Pflege bei Infektionskrankheiten. Ein Arbeitsbuch für Pflege- und Sozialberufe. Wien: Facultas; 2008

Kayser F, Böttger E, Zinkernagel R: Taschenlehrbuch medizinische Mikrobiologie. Stuttgart: Thieme; 2010

Kramer A (Hrsg.): Krankenhaus- und Praxishygiene. Hygienemanagement und Infektionsprävention in medizinischen und sozialen Einrichtungen. München: Elsevier; 2011

Peretzki-Leid U: Der Pflegenotstand der Krankenpflege in Krankenhäusern der Akutversorgung in seiner gesellschaftlichen Dimension. München: GRIN; 2008

3.2.8 Begegnung mit Krise und Krankheit I

Modulbeschreibung

Mit dem Beginn der praktischen Einsätze begegnen die Lernenden Menschen, die durch Krankheit oder Behinderung in Krisensituationen geraten sind. Die Schüler machen auch Erfahrungen mit Sterben und Tod. Das Modul ermöglicht die Auseinandersetzung mit dieser Thematik und die Reflexion eigener Erfahrungen auf ethischer, wissenschaftlicher und kultureller Grundlage. Hierdurch soll ein ganzheitliches Verständnis für Menschen in Krisensituationen geweckt und ein professioneller Umgang angebahnt werden, in dem sich Empathie und Abgrenzung die Waage halten. Außerdem gewinnen die Lernenden Sicherheit im Umgang mit Sterbenden und ihren Angehörigen sowie in der Versorgung Verstorbener. Durch den Besuch in einem Bestattungsinstitut erhalten die Schüler Einblick in diesen wichtigen Aspekt des Todes.

Altersgruppenspezifische Aspekte

In diesem Modul werden Themenbereiche aus der Erwachsenensicht bearbeitet. Insbesondere im Zusammenhang mit Sterben und Tod rücken ältere Menschen ins Blickfeld. Die Krisensituationen werden jedoch in ihrem Zusammenhang mit allen anderen Lebensphasen behandelt. Das Sterben von Kindern wird im Modul „Krise und Krankheit II" behandelt.

Beziehung zu anderen Modulen

Das Modul ist bewusst in der zweiten Hälfte der ersten Ausbildungsphase angesiedelt, da jetzt erste Erfahrungen der Schüler in dieser Thematik einbezogen werden können. Es bereitet auf die Begegnung mit Patienten in Krisensituationen vor, die in den sich anschließenden Einsätzen in Altenheim und ambulanter Pflege nicht ausbleiben. Inhaltlich baut dieses Modul auf den Modulen „Wahrnehmen, Kennenlernen, in Beziehung treten", „Der gesunde Mensch in seinen Lebensphasen" und „Wohlbefinden fördern I" auf.

Das Modul bildet die Basis für das Modul „Begegnung mit Krise und Krankheit II", in dem der Aspekt des Sterbens vertieft wird. Auch die Situation sterbender Kinder und deren Eltern und Geschwister wird in diesem Modul erörtert. Im Modul „Psychische Gesundheit und Psychiatrische Pflege" werden verschiedene Aspekte weitergeführt und vertieft.

Theorieunterricht: Begegnung mit Krise und Krankheit I *Gesamtstunden: 30*	**Std.**	**LLP**	**Dozent aus**
Ethik in der Pflege • Differenzierung Ethik, Ethos, Moral • ethisches Denken und moralisches Handeln • unterschiedliche Positionen der Ethik • ethische Entscheidungsfindung am Modell • ethisch-moralisch relevante Situationen in der Pflege • Reflexion eigener Erfahrungen	6	5.4.1 5.4.2 5.4.3	Sozialwissenschaft
Stress und Coping • Stressmodelle • Stressbewältigung/Copingstrategien • Strategien für das eigene Arbeitsfeld	4	3.4.2	Pflegepädagogik
Krise und Krisenbewältigung • Differenzierung des Krisenbegriffs (Lebens-, Sterbe-, Entwicklungskrise) • Einflüsse auf Krisenerleben • Phasen im Krisenerleben am Modell der Krisenverarbeitung nach Schuchardt (2006) • professionelle Krisenbegleitung • Krisenbewältigung • Reflexion eigener Erfahrungen	6	3.4.2 10.4.5	Pflegepädagogik
Humor in der Pflege	4	10.4.3	Pflegepädagogik
Kulturspezifische Aspekte • Sterbekultur – religionsspezifische Aspekte • Trauerrituale (siehe auch Modul „Kultursensible Pflege")	2	5.4.4	Pflegepädagogik

Theorieunterricht: Begegnung mit Krise und Krankheit I *Gesamtstunden: 30*	Std.	LLP	Dozent aus
Pflegetechnische Aspekte • Pflegeschwerpunkte bei Sterbenden in der Terminalphase • physiologische Merkmale des nahenden Todes • sichere und unsichere Todeszeichen • Versorgung des Verstorbenen	4	5.4.1	Pflegepädagogik
Führung in einem Bestattungsunternehmen	4	5.4.4	Bestattungsunternehmen

Praxisaufgaben

Die Schüler sind in der in Chirurgischen oder Inneren Pflegestationen eingesetzt. Schwerpunkte des Moduls werden im Rahmen der Praxisbegleitung mit den Lernenden individuell besprochen und gesetzt.

3

Lehr-/Lerndesign

Die Schüler erhalten Informationen durch Unterricht und Literaturstudium. Sie erhalten ausführlich Gelegenheit, ihre Erfahrungen und Ängste zu thematisieren sowie ihre ethischen Positionen in der Gruppe zu diskutieren.

Kompetenzen

Personale Kompetenz

Selbstreflexivität:
- nimmt eigene Erwartungen und Einstellungen wahr und steht dazu
- zieht Schlüsse für den Lernbedarf und das eigene Handeln
- reflektiert die eigene Entwicklung

Ethische Grundhaltung:
- erkennt die eigenen Werthaltungen und die der anderen Menschen und reflektiert sie
- entwickelt eigene Positionen auf der Basis ethischer Grundwerte für die Pflege

Fachkompetenz

Fähigkeit, Fachwissen anzuwenden:
- erwirbt Kenntnisse über fachspezifische Methoden und Verfahren und wendet sie an
- wählt Methoden situationsgerecht aus
- wendet die pflegerische Fachsprache an

Prozesssteuerungsfähigkeit:
- plant vorausschauend bewältigt die Gesamtsituation fachlich und organisatorisch
- geht verantwortungsvoll mit der Möglichkeit zu delegieren um

Methodische Kompetenz

Analysefähigkeit:
- erfasst und beachtet die individuelle Situation der Patienten
- erkennt aktuelle und stehende Probleme und zieht daraus sinnvolle Schlüsse

Evaluationsfähigkeit:
- überprüft eigenes Handeln kritisch
- überprüft die Wirksamkeit der Pflege aus Sicht der Patienten
- reflektiert auch unter dem Kosten-Nutzen-Aspekt

Soziale Kompetenz

Rollenflexibilität:
- nimmt die eigene Rolle in unterschiedlichen Zusammenhängen bewusst ein/wahr
- nimmt die Rollen anderer bewusst wahr und kann sie einschätzen
- verdeutlicht ggf. die jeweilige Rolle
- sucht Klärung bei Rollenkonflikten

Empathie:

- nimmt Situationen aus Sicht der Betroffenen wahr
- wendet sich fürsorglich den Patienten zu
- achtet die individuellen Bedürfnisse, die Intimsphäre

Ergebnissicherung

Die Inhalte werden während des Moduls diskutiert und reflektiert. Verschiedene Aspekte können später im Rahmen von Fallsituationen thematisiert werden.

Literatur

Anzenbacher A: Ethik. Eine Einführung. Ostfildern: Patmos; 2011

Arend A: Ethik für Pflegende. Bern: Huber; 1996

Arndt M: Ethik denken. Maßstäbe zum Handeln in der Pflege. Stuttgart: Thieme; 2007

Bausewein C, Roller S, Voltz R: Leitfaden Palliative Care. Palliativmedizin und Hospizbetreuung. München: Elsevier; 2010

Bernhard H, Wermuth J: Stressprävention und Stressabbau. Praxisbuch für Beratung, Coaching und Psychotherapie. Weinheim: Beltz; 2011

Biedermann H: Knaurs Lexikon der Symbole. Brasov: Directmedia Publishing; 2005

Bischofberger I: Das kann ja heiter werden. Lachen in der Pflege. Bern: Huber; 2008

Bühler W u. a.: Lach Dich gesund! Die Heilkraft des Humors. Bad Liebenzell: Gesundheit aktiv/anthroposophische Heilkunst e. V.; 2010

Domnowski M: Burnout und Stress in Pflegeberufen. Mit Mental-Training erfolgreich aus der Krise. Hannover: Schlütersche; 2010

Erben C: Sterbekultur im Krankenhaus und Krebs. Handlungsmöglichkeiten und Grenzen sozialer Arbeit. Oldenburg: Freire; 2010

Henkelmann M: Palliative Pflegeüberleitung. Koordinierte Pflege von Menschen mit terminalen Erkrankungen. Bern: Huber; 2010

Hill Rice V: Stress und Coping. Lehrbuch für Pflegepraxis und -wissenschaft. Bern: Huber; 2005

Kübler-Ross E: Interviews mit Sterbenden. Freiburg: Kreuz; 2009

Pieper A: Einführung in die Ethik. Stuttgart: UTB; 2007

Schuchardt E: Warum gerade ich? Leben lernen in Krisen, Leiden und Glaube. Göttingen: Vandenhoeck & Ruprecht; 2006

Seidel W: Emotionspsychologie im Krankenhaus. Ein Leitfaden zur Überlebenskunst für Ärzte, Pflegende und Patienten. Heidelberg: Spektrum; 2008

3.2.9 Wohlbefinden fördern II

Modulbeschreibung

Die Förderung des Wohlbefindens stellt ein Leitmotiv pflegerischen Handelns dar. Das Modul thematisiert exemplarisch Situationen, in denen das Wohlbefinden des Patienten durch krankheitsbedingte Veränderungen der Ausscheidung beeinträchtigt ist. Diese Beeinträchtigungen erfordern von Pflegekräften theoretisches Wissen, Handlungsstrategien und eine Auseinandersetzung mit der Bedeutung der Auswirkungen auf den Patienten. Der Erwerb von Fachwissen für die individuelle Pflege und die ganzheitlich orientierte Sicht des erkrankten Menschen werden in den Unterrichten besonders herausgestellt.

Altergruppenspezifische Aspekte

Die ausscheidungsbezogenen Pflegethemen betreffen in diesem Modul überwiegend Erwachsene und ältere Menschen. Die Aspekte des Kinder- und Jugendalters werden im Zusammenhang mit der Bedeutung der Ausscheidung für das Wohlbefinden erörtert. Eine weitere Bearbeitung erfolgt in den Modulen „Gesunde Kinder und Jugendliche“, „Der Mensch in seinen Lebensphasen“ sowie „Das Kind im Krankenhaus“.

Beziehung zu anderen Modulen

Das Modul ist in der ersten Ausbildungsphase während des ersten und zweiten praktischen Einsatzes angesiedelt. So können Erfahrungswerte aus den Bereichen der Inneren Medizin und der Chirurgie einfließen. Inhaltlich wird auf die

Module „Wohlbefinden fördern I" (Merkmale von Wohlbefinden), „Der Mensch in seinen Lebensphasen I" (Anatomie/Physiologie Verdauung und Stoffwechsel), „Der Mensch im Krankenhaus II" (allgemeines prä- und postoperatives Management) zurückgegriffen. Spezielle Aspekte (Ekel, Scham, Tabubruch) im Zusammenhang mit veränderter Ausscheidung werden im Modul „Kommunikation in schwierigen Situationen" intensiv bearbeitet.

Theorieunterricht: Wohlbefinden fördern II *Gesamtstunden: 110*	**Std.**	**LLP**	**Dozent aus**
Bedeutung der Ausscheidung für das Wohlbefinden • physiologische Ausscheidung • physiologische Bedeutung (Entschlackung, Reinigung) • psychische Aspekte (Abhängigkeit, Unabhängigkeit) • Reifungsprozess (funktional, z. B. Alter)	2	2.4.1 10.4.5	Pflegepädagogik
Ursachen und Therapie einer veränderten Stuhlausscheidung • Auswirkungen der Mobilitätseinschränkung auf Körperausscheidung: Obstipation und Obstipationsprophylaxe (2 Std.) • pflegerische Schwerpunkte: Krankenbeobachtung Stuhl und Urin, altersentsprechende Maßnahmen zur Linderung der Symptome wie Übelkeit, Erbrechen, Meteorismus, Kolik, Diarrhö, Exsikkose (4 Std.) • Erkrankungen von Magen, Leber, Pankreas und Darm (14 Std.) • Magen-Darm-Therapeutika (2 Std.) • Pflegeschwerpunkte bei Patienten mit Leberzirrhose (4 Std.) • psychosomatische Aspekte, exemplarisch bei Colitis ulcerosa (2 Std.) • chirurgische Therapien und Interventionen (16 Std.) • prä- und postoperative Pflege bei Magen-Darm-Operationen (2 Std.)	46	2.4.8	Pflegepädagogik Medizin Pharmakologie
Ursachen und Therapie einer veränderten Urinausscheidung • Anatomie und Physiologie der Niere und der ableitenden Harnwege (10 Std.) • Wasser- und Elektrolythaushalt (4 Std.) • Bilanzierung und ZVD-Messung (4 Std.) • Nierenerkrankungen aus internistischer Sicht (8 Std.) • Pflegeschwerpunkte bei Nierenerkrankungen (2 Std.) • Diätetik: eiweiß- und elektrolytdefinierte Kost (4 Std.)	32	2.4.8 4.4.2	Medizin Pflegepädagogik Ernährungslehre
Stuhl- und Urinausscheidung über einen künstlich angelegten Ausgang • Stomaarten (1 Std.) • Gründe für eine Stomaanlage (1 Std.) • Versorgung: Pflegemaßnahmen, Beobachtungsaspekte, Versorgungssysteme, Nachsorge (6 Std.)	8	2.4.8 4.4.2	Stomatherapie

Theorieunterricht: Wohlbefinden fördern II *Gesamtstunden: 110*	Std.	LLP	Dozent aus
Inkontinenz • Pflege: theoretische Grundlagen der Urin- und Stuhlinkontinenz, Erleben und Bedeutung für Betroffene, Angehörige, Pflegende und Mitpatienten, pflegerisches Interventionsspektrum (Toilettentraining, Beratung, Hilfsmittelversorgung etc.) (8 Std.) • Blasenkatheterismus (4 Std.) • Anatomie und Physiologie: Neuro-Anatomie (10 Std.)	22	2.4.8 4.4.2 10.4.5	Pflegepädagogik Medizin

Praxisaufgaben

Die im Modul erworbenen Kenntnisse und Fähigkeiten werden ab dem ersten Klinikeinsatz praktisch eingesetzt. Die Beobachtung und Überwachung der Ausscheidung sowie ggf. die spezielle postoperative Pflege bei Magen-Darm-Operationen gehören zu den Schwerpunkten des Klinikeinsatzes und werden im Rahmen der Praxisbegleitung demonstriert, unter Anleitung durchgeführt und selbstständig vom Schüler übernommen.

Lehr-/Lerndesign

Im Modul wird methodisch mit dem Literaturstudium, Vorlesungen sowie praktischen Übungen und Fallanalysen gearbeitet. Die Einbindung von Experten aus dem Praxisfeld bietet eine gute Möglichkeit, die erlebten Praxissituationen im theoretischen Unterricht nochmals zu reflektieren und zu analysieren.

Kompetenzen

Fachkompetenz

Fähigkeit, Fachwissen anzuwenden:

- erwirbt Kenntnisse über fachspezifische Methoden und Verfahren und wendet sie an
- wählt Methoden situationsgerecht aus

Transferfähigkeit:

- überträgt Konzepte und Erfahrungen auf neue Situationen
- integriert Pflegewissen und Wissen aus den Bezugswissenschaften in vorhandenes Wissen

Methodische Kompetenz

Psychomotorische Fähigkeit:

- kann die eigenen Fähigkeiten einschätzen und trainieren

Soziale Kompetenz

Empathie:

- nimmt Situationen aus Sicht der Betroffenen wahr
- wendet sich fürsorglich den Patienten zu
- achtet die individuellen Bedürfnisse, die Intimsphäre

Ergebnissicherung

Die theoretischen Inhalte werden im Rahmen einer fallbezogenen Klausur geprüft. Der Transfer des theoretischen Wissens in eine konkrete Praxissituation erfolgt im Rahmen der Pflegeprozessübung, die der Lernende im 2. Praxiseinsatz macht. Außerdem wird eine schriftliche und mündliche Rückmeldung zur Praxisbeleitung gegeben.

Literatur

Boelker T, Webelhuth W: Durch dick und dünn. Das Buch für Stomapflege und Harnableitung. Frankfurt/Main: Mabuse; 2008

Gerlach U, Wagner H, Wirth W: Innere Medizin für Pflegeberufe. Stuttgart: Thieme; 2011

Hayder D, Kuno E, Müller M: Kontinenz – Inkontinenz – Kontinenzförderung. Bern: Huber; 2008

Paetz B: Chirurgie für Pflegeberufe. Stuttgart: Thieme; 2009
Peters-Gawlik M: Praxishandbuch Stomapflege. Beratung, Betreuung und Versorgung Betroffener. Bern: Huber; 1998
Quester R: Prävention, Rehabilitation, Integration im Fokus von Neurologie, Humanwissenschaften und Recht. Bad Honnef: Hippocampus; 2008
Roka S u. a.: Funktionelle Erkrankungen des Beckenbodens. Chirurgie, Gynäkologie und Urologie im interdisziplinären Management. Wien: Springer; 2012
Schmidt D, Zimmer M: Pflege konkret. Chirurgie Orthopädie Urologie. München: Elsevier; 2005
Schoppmeyer M: Innere Medizin. Kurzlehrbuch für Pflegeberufe. München: Elsevier; 2011
Sökeland J u. a.: HNO, Augenheilkunde, Dermatologie und Urologie für Pflegeberufe. Stuttgart: Thieme; 2003
Stoll-Salzer E, Wiesinger G: Stomatherapie. Grundlagen und Praxis. Stuttgart: Thieme; 2004

3.2.10 Bewegung und Belastbarkeit II

Modulbeschreibung

Aufbauend auf dem Modul „Bewegung und Belastbarkeit I“ werden nun krankheitsbedingte Einschränkungen von Bewegung und Belastbarkeit und ihre Bedeutung für den Patienten thematisiert. Exemplarisch wird dies am Beispiel von Herz-, Kreislauf-, Atemwegs- und Gefäßerkrankungen sowie Frakturen dargestellt. Im Einführungskurs erworbene Grundkenntnisse werden erweitert durch spezifisches theoretisches Wissen und durch erste Erfahrungen im Rahmen der praktischen Ausbildung. Ausgehend von der Pathophysiologie, wird die individuelle Planung und Durchführung der Pflege von Patienten erarbeitet. Der Schwerpunkt liegt dabei auf der Pflege in der Akutphase der Krankheit. Darüber hinaus werden Möglichkeiten thematisiert, den Patienten ein Leben mit der Krankheit zu erleichtern.

Die Schüler sind modulbegleitend ca. drei Monate in der Inneren Medizin bzw. Chirurgie eingesetzt. Dort wird anhand in mehreren Übungen die Pflegeplanung und die Reflexion des Pflegehandelns nach dem Pflegeprozess-Modell eingeübt und individuell ausgewertet.

Altersgruppenspezifische Aspekte

Die Auswahl der Themen fokussiert insbesondere Erwachsene und ältere Menschen. Die Situation von Kindern und vor allem von Jugendlichen wird im Zusammenhang mit den Frakturen aufgezeigt.

Beziehung zu anderen Modulen

Entsprechend dem Grundsatz „vom Gesunden zum Kranken“ baut das Modul auf „Bewegung und Belastbarkeit I“ auf. Es folgt dem Modul „Der Mensch im Krankenhaus I“, in dem die individuelle Auseinandersetzung des Patienten mit der Kliniksituation behandelt wird. Eine Weiterführung findet sich insbesondere in den Modulen „Der Mensch im Krankenhaus II“, „Rehabilitative Pflege“ und „Pflege in lebensbedrohlichen Situationen“.

Theorieunterricht: Bewegung und Belastbarkeit II *Gesamtstunden: 88*	**Std.**	**LLP**	**Dozent aus**
Reduzierte vitale Belastbarkeit • Herzerkrankungen: angeborene und erworbene Krankheitsbilder in der Inneren Medizin (18 Std.) • altersentsprechende Pflege: Bedeutung für den Patienten, Kriterien für die Belastungseinschätzung, Schonung und steigernde Belastbarkeit, Atemnot/reduzierte Belastbarkeit; tertiäre Prävention (4 Std.) • psychosomatische Aspekte (2 Std.) • Pharmakologie: Herzerkrankungen (8 Std.) • herzgesunde Ernährung am Beispiel der Mittelmeerkost (2 Std.) • Atemwegserkrankungen: Krankheitsbilder in der Inneren Medizin (10 Std.) • Pflege und Beratung: altersgerechte Unterstützung beim Asthmaanfall, Atemschulung, Lebensführung (3 Std.) • Pharmakologie: Atemwegserkrankungen (2 Std.) • Psychosomatik: Aspekte bei Asthma bronchiale (1 Std.)	50	1.4.2 2.4.4 2.4.7 3.4.1 8.4.1 8.4.2	Medizin Pflegepädagogik Pharmakologie Ernährungslehre
Bleibende Bewegungseinschränkungen • Gefäßerkrankungen – arteriell - arterielle Verschlusskrankheit (Innere Medizin) (2 Std.) - chirurgische Interventionen bei Gefäßerkrankungen (1 Std.) - Pflegeschwerpunkte bei Gefäßerkrankungen (2 Std.) - besondere Belastung durch Organverlust (Amputation) (2 Std.) • Gefäßerkrankungen – venös - Anatomie/Physiologie: Gefäßsystem, Blut, Abwehrsystem und Gerinnung (8 Std.) - Krankheitsbilder aus der Inneren Medizin (4 Std.) - chirurgische Interventionen (1 Std.) - pflegerische Schwerpunkte bei tiefer Beinvenenthrombose (2 Std.) - Pharmakologie: Antikoagulanzien, Aspirin (2 Std.) - pflegepflegerische Aspekte bei Marcumar- und Heparintherapie (2 Std.)	26	2.4.4 2.4.6 2.4.9 3.4.1 8.4.1 8.4.2	Medizin Pflegepädagogik Pharmakologie
Vorübergehende Bewegungseinschränkungen • chirurgische Aspekte: allgemeine Traumatologie/Frakturen/Extensionen (4 Std.) • Pflegeschwerpunkte bei Frakturen, Schonung und Steigerung von Belastbarkeit, Übungen mit Gehhilfen (4 Std.) • Übungen: Fixationsverbände (Gips) (4 Std. in 2 Gruppen)	12	8.4 2.4.6	Medizin Pflegepädagogik

Praxisaufgaben

Die theoretischen Inhalte des Moduls können in der praktischen Ausbildung angewendet werden. Die Praxisbegleitungen dienen zur Selbstreflexion der vorhandenen Kenntnisse und Fertigkeiten. Anhand schriftlicher Pflegeprozessübungen lernen die Schüler, individuelle Pflegeprobleme bei Bewegungs- und Belastungseinschränkungen zu erfassen und zielgerichtete Pflegemaßnahmen zu planen.

Lehr-/Lerndesign

Die Inhalte werden durch Unterricht und Literaturstudium vermittelt. Praktische Übungen im Skills-Lab dienen dem Einüben praktischer Fertigkeiten am Modell.

Kompetenzen

Fachkompetenz

Fähigkeit, Fachwissen anzuwenden:

- erwirbt Kenntnisse über fachspezifische Methoden und Verfahren und wendet sie an
- wählt Methoden situationsgerecht aus
- wendet die pflegerische Fachsprache an

Transferfähigkeit:

- integriert Pflegewissen und Wissen aus den Bezugswissenschaften in vorhandenes Wissen

Problemlösungsfähigkeit:

- orientiert Handeln an den Problemen, Zielen und Organisationsbedingungen
- handelt bei Bedarf Kompromisse aus

Methodische Kompetenz

Analysefähigkeit:

- erfasst und beachtet die individuelle Situation der Patienten
- erkennt aktuelle und stehende Probleme und zieht daraus sinnvolle Schlüsse

Soziale Kompetenz

Empathie:

- nimmt Situationen aus Sicht der Betroffenen wahr
- wendet sich fürsorglich den Patienten zu
- achtet die individuellen Bedürfnisse, die Intimsphäre

Ergebnissicherung

Die theoretischen Inhalte werden im Rahmen einer fallbezogenen Klausur geprüft. Der Transfer des theoretischen Wissens in eine konkrete Praxissituation erfolgt im Rahmen der Pflegeprozessübung, die der Lernende im ersten oder zweiten Praxiseinsatz macht. Es erfolgen schriftliche und mündliche Rückmeldungen zur Pflegeprozessübung und im Rahmen der Praxisbegleitung.

Literatur

Anderson M: Arterien- und Venenleiden erfolgreich behandeln. Arteriosklerose, Krampfadern, Thrombosen. Zürich: Oesch; 2004

Bolanz H, Oßwald P, Ritsert H (Hrsg.): Pflege in der Kardiologie/Kardiochirurgie. München: Elsevier; 2007

Bienstein C, Klein G, Schröder G: Atmen. Die Kunst der pflegerischen Unterstützung der Atmung. Stuttgart: Thieme; 2000

Brusis O A, Matlik M, Unverdorben M: Handbuch der Herzgruppenbetreuung. Balingen: Spitta; 2010

Danzer S: Leitfaden kardiologische Pflege. Stuttgart: Kohlhammer; 2009

Faller N: Atem und Bewegung. Theorie und 111 Übungen. Wien: Springer; 2009

Felenda M u. a.: Pflege in der Traumatologie. Lehrbuch für Krankenpflegeberufe. Stuttgart: Kohlhammer; 2001

Kasper M, Kraut D: Atmung und Atemtherapie. Bern: Huber; 2000

Rabe E, Gerlach H: Praktische Phlebologie. Empfehlungen zur differenzierten Diagnostik und Therapie phlebologischer Krankheiten. Stuttgart: Thieme; 2005

Tucker S (Hrsg.): Pflegestandards Neurologie/Onkologie/Kardiologie/Gynäkologie und Geburtshilfe. Bern: Huber; 2003

3.2.11 Der Mensch im Krankenhaus II

Modulbeschreibung

Exemplarisch wird in diesem Modul der Weg eines Menschen durch eine Chirurgische Klinik nachgezeichnet. Hierbei stehen die individuelle Auseinandersetzung des Patienten mit der Kliniksituation und rechtliche Rahmenbedingungen im Vordergrund. Ein weiterer Schwerpunkt liegt auf Vorbereitung, Verlauf und Nachsorge bei diagnostischen Maßnahmen und Operationen. Wundbeobachtung und Verbandstechniken werden sowohl theoretisch besprochen als auch praktisch eingeübt.

Altersgruppenspezifische Aspekte

Der Fokus liegt bei diesem Modul auf der Pflege Erwachsener und älterer Menschen. Die Situation von Kindern und Jugendlichen wird im Modul „Das Kind im Krankenhaus" ausführlich thematisiert.

Beziehung zu anderen Modulen

Das Modul wird vor dem ersten Klinikeinsatz angeboten. Es greift auf Inhalte von „Der Mensch im Krankenhaus I" (Schwerpunkt Institution Krankenhaus, Mikrobiologie und Erste Hilfe Kurs), „Pflege als Beruf I" (Schwerpunkt Pflegeprozess) und „Orientierung und Organisation I" (Schwerpunkt Umgang mit Arzneimitteln) zurück.

Die Inhalte bereiten die Lernenden auf die Module „Wohlbefinden fördern II und III" sowie „Bewegung und Belastbarkeit II" vor.

Theorieunterricht: Der Mensch im Krankenhaus II *Gesamtstunden: 50*	**Std.**	**LLP**	**Dozent aus**
Prädiagnostisches und präoperatives Management • Recht: Krankenhausaufnahmevertrag (2 Std.) • Stress/Stressoren (ohne Theoriemodell) (2 Std.) • Vorbereitung des Patienten auf eine Operation/diagnostische Maßnahmen (3 Std.) • Aufklärung und Einwilligung (u. a. besondere Einwilligungsverfahren bei Kindern und Jugendlichen) (1 Std.) • organisatorische Vorbereitung (2 Std.) • Expertenstandard Entlassungsmanagement: siehe Modul „Ambulante Pflege"	10	2.4.4 5.4.1 8.4.3	Rechtskunde Pflegepädagogik
Perioperatives und Peridiagnostisches Management • Einführung in die Anästhesie (4 Std.) • Schmerzmanagement (Schmerzmittelpumpe, Katheter, altersentsprechendes Assessment) (6 Std.) • Pharmakologie: Narkosemittel (2 Std.) • Expertenstandard Schmerzmanagement: siehe Modul „Grundlagen der onkologischen Pflege"	12	7.4.6	Pflegepädagogik
Postoperatives und postdiagnostisches Management • Aufwachraum (4 Std.) • postoperative pflegerische Interventionen (6 Std.) • Pharmakologie: Analgetika (4 Std.)	14	2.4.1 2.4.9 8.4.3	Pflegepädagogik Pharmakologie
Wundmanagement • Wundarten, -heilung, -infektionen (4 Std.) • Pflege: Patientenerleben, Wundbeobachtung und Beschreibung, (4 Std.), Verbandwechsel aseptisch und septisch • Substanzen zur phasengerechten Wundversorgung; Instrumentenkunde (4 Std.) • Pharmakologie: Antibiotika (4 Std.)	16	8.4.2	Pflegepädagogik Pharmakologie

Module

Praxisaufgaben

Gelegenheit zur praktischen Anwendung des Erlernten ergibt sich während der ersten beiden Klinikeinsätze. Ein spezieller Praxisauftrag wird nicht erteilt.

Lehr-/Lerndesign

Neben theoretischen Unterrichten werden praktische Übungen zu psychomotorischen Fähigkeiten (z. B. Mobilisation, Kinästhetik) oder Pflegetechniken (z. B. Verbandwechsel) angeboten.

Kompetenzen

Personale Kompetenz

Lernbereitschaft:

- zeigt Interesse an Lernangeboten
- nutzt Lernmöglichkeiten
- erschließt sich selbstständig neues Wissen
- übernimmt Verantwortung für die eigene Leistungskontinuität

Fachkompetenz

Fähigkeit, Fachwissen anzuwenden:

- erwirbt Kenntnisse über fachspezifische Methoden und Verfahren und wendet sie an
- wählt Methoden situationsgerecht aus
- wendet die pflegerische Fachsprache an

Methodische Kompetenz

Analysefähigkeit:

- erfasst und beachtet die individuelle Situation der Patienten
- erkennt aktuelle und stehende Probleme und zieht daraus sinnvolle Schlüsse

Psychomotorische Fähigkeit:

- kann die eigenen Fähigkeiten einschätzen und trainieren
- wendet Ausgleichsmethoden rechtzeitig an

Ergebnissicherung

Ausgewählte theoretische Inhalte im Rahmen der ersten Pflegeklausur sowie schriftliche Selbsteinschätzung des Lernstandes zum Themenschwerpunkt prä- und postoperative Pflege.

Literatur

Asmussen P, Söllner B: Die Prinzipien der Wundheilung. Graz: CM Medienverlag; 2010

Karavias T, Mischo-Kelling M: Chirurgie und Pflege. Stuttgart: Schatthauer; 2001

Kirschnick O; Pflegetechniken von A bis Z. Stuttgart: Thieme; 2010

Knorr HG.: Krankenhausrecht. München: dtv; 2007

Paetz B: Chirurgie für Pflegeberufe. Stuttgart: Thieme; 2009

Stoll-Salzer E, Wiesinger G: Stomatherapie. Grundlagen und Praxis. Stuttgart: Thieme; 2004

Ullrich L: Zu- und ableitende Systeme. Stuttgart: Thieme; 2000

3.2.12 Begegnung mit Krise und Krankheit II

Modulbeschreibung

Das Modul ermöglicht eine theoretische und emotionale Auseinandersetzung mit den Themen Sterben, Sterbebegleitung und Tod. Die Schüler reflektieren ihre eigene Haltung zu Sterben und Tod und werden für einen empathischen und professionellen Umgang mit Sterbenden sensibilisiert. Durch einen gegenseitigen Erfahrungsaustausch können dabei Ängste im Umgang mit Sterbenden geäußert und abgebaut werden. Ethische Positionen werden erörtert und vertieft (s. Modul „Begegnung mit Krise und Krankheit I").

Altersgruppenspezifische Aspekte

Auch wenn die Thematik überwiegend ältere Menschen betrifft, wird die Situation sterbender Kinder und Erwachsener mit einbezogen. Eine eigene Unterrichtseinheit beleuchtet den Umgang mit Sterben und Tod im Kindesalter.

Beziehung zu anderen Modulen

Zu diesem Zeitpunkt der Ausbildung können viele Schüler auf Erfahrungen im Umgang mit Sterbenden zurückgreifen. Inhaltlich baut das Modul auf „Begegnung mit Krise und Krankheit I" auf. Es steht außerdem in engem Zusammenhang mit den Modulen „Grundlagen der onkologischen Pflege", „Kommunikation in schwierigen Situationen", „Pflege in lebensbedrohlichen Situationen", „Pflege von chronisch kranken Menschen" und „Selbstpflege". Auch die Erfahrungen aus dem Besuch im Hospiz werden aufgenommen („Alter Mensch in Gesundheit und Krankheit I").

Theorieunterricht: Begegnung mit Krise und Krankheit II *Gesamtstunden: 24*	**Std.**	**LLP**	**Dozent**
Sterben als existentielle Lebenskrise • Leben und Sterben in ihrer Einheit – philosophische Aspekte • Begriffsbestimmung „Sterben" • psychische Situation Sterbender • zentrale Lebensthemen Sterbender (Angst, Lebenssinn, Schuld, Hoffnung) • Sterbephasen (nach Kübler-Ross 2011) • Reifungsprozesse im Sterben • Einfluss der Lebenshaltung auf den Sterbeprozess	8	2.4.11	Pflegepädagogik
Sterbebegleitung • Definition, Ziel und Charakteristika professioneller Sterbebegleitung • Kommunikation in der Sterbebegleitung (Symbolsprache Sterbender, situationsspezifisches Verhalten Pflegender am Modell von Kübler-Ross) • Bedeutung des Glaubens und der Seelsorge (Einstellung zu Krankheit, Sterben und Tod bei den Weltreligionen und pflegerische Konsequenzen; Aufgabe von Seelsorge) • Ängste im Umgang mit Sterbenden • Chancen der Sterbebegleitung für die Pflegenden	8	3.4.2 3.4.3 5.4.1 10.4.3 10.4.5	Pflegepädagogik
Wenn Kinder sterben • Kinder und ihr Sterbeprozess • Auswirkungen auf das soziale Umfeld des Kindes (Eltern, Geschwister, Großeltern) • Begleitung des sterbenden Kindes • Kinderhospiz • Trauergruppen	4	3.4.2 3.4.3 5.4.5 10.4.3 10.4.5	Pflegepädagogik Klinikseelsorge Hospizbewegung
Ethik • Wahrheit am Krankenbett, Selbstbestimmung der Betroffenen (Kinder/Erwachsene/alte Menschen) • Sterbehilfe (aktiv/passiv)	4		Pflegepädagogik Ethik

Module

Praxisaufgaben

Entsprechende Pflegesituationen werden im Rahmen der Praxisbeleitung mit den Lernenden bearbeitet.

Lehr-/Lerndesign

Inhaltsvermittlung erfolgt vorrangig im Gruppenaustausch, Rollenspiel und in Bildinterpretationen.

Kompetenzen

Personale Kompetenz

Selbstreflexivität:

- nimmt eigene Einstellungen wahr und steht dazu
- reflektiert die eigene Entwicklung
- erkennt die eigene ethische Grundhaltung und die der anderen Menschen und reflektiert sie

Ethische Grundhaltung:

- entwickelt eigene Positionen auf der Basis ethischer Grundwerte für die Pflege
- orientiert das eigene Handeln entsprechend

Methodische Kompetenz

Evaluationsfähigkeit:

- überprüft eigenes Handeln kritisch
- überprüft die Wirksamkeit der Pflege aus Sicht der Patienten
- reflektiert auch unter dem Kosten-Nutzen-Aspekt

Soziale Kompetenz

Beziehungsfähigkeit:

- gestaltet Beziehungen
- hält Beziehungen aufrecht
- kann Beziehungen abschließen
- geht reflektiert mit Nähe und Distanz um

Kommunikationsfähigkeit:

- gestaltet die verbale und nonverbale Kommunikation situationsgerecht und eindeutig

Empathie:

- nimmt Situationen aus Sicht der Betroffenen wahr
- wendet sich fürsorglich den Patienten zu
- achtet die individuellen Bedürfnisse, die Intimsphäre

Ergebnissicherung

Die theoretischen Inhalte werden in einem Skript festgehalten und im Rahmen von Fallsituationen überprüft.

Literatur

Allert R: Stand und Handlungsbedarf der bundesdeutschen Hospizbewegung. Studie zur aktuellen Leistungs-, Kosten- und Finanzierungsentwicklung. Ludwigsburg: hospizverlag; 2010

Bausewein C, Roller S, Voltz R: Leitfaden Palliative Care. Palliativmedizin und Hospizbetreuung. München: Elsevier; 2010

Bickel L, Tausch-Flammer D: Wenn Kinder nach dem Sterben fragen. Freiburg: Herder; 2007

Frankl V: Das Leiden am sinnlosen Leben. Freiburg: Herder; 2009

Kübler-Ross E: Verstehen, was Sterbende sagen wollen. München: Droemer/Knaur; 2008

Kübler-Ross E: Interviews mit Sterbenden. Freiburg: Kreuz; 2011

Kulbe A: Sterbebegleitung. Hilfen zur Pflege Sterbender. München: Elsevier; 2010

Knoblauch H u. a. (Hrsg.): Der Tod, der tote Körper und die klinische Sektion. Berlin: Duncker & Humblot; 2010

Krohne H: Angst und Angstbewältigung. Stuttgart: Kohlhammer; 2010

Rahn D: Wenn Kinder Todeserlebnisse bewältigen müssen. Von der kindlichen Trauerphase zur pädagogischen Hilfe(-stellung). München: GRIN; 2011

Küpper-Popp K, Lamp I (Hrsg.): Rituale und Symbole in der Hospizarbeit. Ein Praxisbuch. Gütersloher Verlagshaus; 2010

Niethammer D: Wenn ein Kind schwer krank ist. Über den Umgang mit der Wahrheit. Frankfurt/Main: Suhrkamp; 2010

3

Sogyal S: Das tibetische Buch vom Leben und vom Sterben. Ein Schlüssel zum tieferen Verständnis von Leben und Tod. München: Droemer/Knaur; 2010

Student J: Im Himmel welken keine Blumen. Kinder begegnen dem Tod. Freiburg: Herder; 2005

3.2.13 Wohlbefinden fördern III

Modulbeschreibung

Die Förderung des Wohlbefindens stellt ein Leitmotiv pflegerischen Handelns dar. Das dritte Modul dieser Serie thematisiert den Umgang mit Situationen, die durch Veränderungen des Hormonhaushalts entstehen. Der professionelle Umgang mit solchen Veränderungen erfordert von Pflegekräften theoretisches Wissen, Handlungsstrategien sowie eine Auseinandersetzung mit der Bedeutung und den Auswirkungen für den Patienten. Exemplarisch wird dies am Diabetes mellitus bearbeitet. Im Rahmen des Problemorientierten Lernens (POL) erarbeiten die Schüler insbesondere Anforderungen an eine individuelle Ernährungsumstellung.

Altersgruppenspezifische Aspekte

Der Diabetes mellitus tritt zwar überwiegend bei Erwachsenen und älteren Menschen auf, gewinnt aber in der Pflege und Therapie von Kindern und Jugendlichen zunehmend an Bedeutung. Gerade bei dieser Personengruppe ist Verständnis und Einfühlungsvermögen sowie die Einbeziehung der individuellen Situation besonders wichtig.

Beziehung zu anderen Modulen

Das Modul ist in der ersten Ausbildungsphase während des ersten und zweiten praktischen Einsatzes angesiedelt. So können Erfahrungen der Schüler aus den Bereichen der Inneren Medizin und der Chirurgie ins Modul einfließen. Inhaltlich wird auf die Module „Wohlbefinden fördern I“ (Merkmale von Wohlbefinden), „Der gesunde Mensch in seinen Lebensphasen I“ (Anatomie/Physiologie, Verdauung und Stoffwechsel, Einführung in die Ernährungslehre) sowie „Der Mensch im Krankenhaus II“ (allgemeines prä- und postoperatives Management, Wunden) zurückgegriffen.

Theorieunterricht: Wohlbefinden fördern III *Gesamtstunden: 66*	**Std.**	**LLP**	**Dozent aus**
Parenterale Ernährung und Nahrungskarenz • Umgang mit Magensonden, PEG und Sondenernährung • notwendige Prophylaxen	10	2.4.5 8.4.4	Pflegepädagogik Medizintechnik
Projekt/POL • Ernährungsumstellung am Beispiel des Diabetes mellitus - Bedeutung für den Betroffenen, notwendige Unterstützung und Beratung in den verschiedenen Altersstufen - Diätetik - Lebensumstellung - Expertenbefragung - Pharmakologie: Stoffwechsel	22	2.4.4	Pflegepädagogik Medizin Pharmakologe
Anatomie/Physiologie • Hormonsystem	6	8.4.3	Medizin

Module

Theorieunterricht: Wohlbefinden fördern III *Gesamtstunden: 66*	Std.	LLP	Dozent aus
Pflegerische Aspekte bei Erkrankungen der Schilddrüse • Erkrankungen der Schilddrüse und der Nebenschilddrüse • Operationen im Bereich des Halses und der Speise- und der Luftröhre • pflegerische Aspekte (Beobachtung, Atemnot, kosmetische Auswirkungen, Beeinträchtigung der Sprache)	12	2.4.7 8.4.3	Medizin Pflegepädagogik

Praxisaufgaben

Die im Modul erworbenen Kenntnisse und Fähigkeiten werden im ersten Klinikeinsatz praktisch angewendet. Die Beobachtung und Überwachung bei veränderter Ernährungssituation sowie die spezielle postoperative Pflege gehören zu den Schwerpunkten des Klinikeinsatzes und werden im Rahmen der Praxisbeleitung demonstriert, unter Anleitung durchgeführt und selbstständig vom Schüler übernommen. Die Inhalte fließen in die Pflegeprozessübung fachlich ein.

Lehr-/Lerndesign

Im Modul wird methodisch mit dem Literaturstudium, Vorlesungen sowie praktischen Übungen und Fallanalysen gearbeitet. Die Einbindung von Experten aus dem Praxisfeld bietet eine gute Möglichkeit, die erlebten Praxissituationen im theoretischen Unterricht nochmals zu beleuchten und zu analysieren.

Die Einheit Ernährungsumstellung wird in Form des Problemorientierten Lernens (POL) vermittelt.

Kompetenzen

Personale Kompetenz

Autonomie:
- setzt sich Ziele
- setzt Prioritäten begründet
- trifft Entscheidungen

Eigenverantwortung:
- nimmt Verantwortung für die Ausbildung wahr
- hält Vereinbarungen ein

Lernbereitschaft:
- nutzt Lernmöglichkeiten
- erschließt sich selbstständig neues Wissen
- bringt sich ein bei der Vereinbarung von Lernaufgaben
- übernimmt Verantwortung für die eigene Leistungskontinuität

Fachkompetenz

Fähigkeit, Fachwissen anzuwenden:
- erwirbt Kenntnisse über fachspezifische Methoden und Verfahren und wendet sie an
- wählt Methoden situationsgerecht aus

Transferfähigkeit:
- überträgt Konzepte und Erfahrungen auf neue Situationen
- integriert Pflegewissen und Wissen aus den Bezugswissenschaften in vorhandenes Wissen
- erfasst Auswirkungen auf die Weiterentwicklung des Berufes

Methodische Kompetenz

Psychomotorische Fähigkeit:
- kann die eigenen Fähigkeiten einschätzen und trainieren
- wendet Ausgleichsmethoden rechtzeitig an

Soziale Kompetenz

Empathie:
- nimmt Situationen aus Sicht der Betroffenen wahr

Ergebnissicherung

Die theoretischen Inhalte werden im Rahmen einer fallbezogenen Klausur geprüft. Der Transfer des theoretischen Wissens in eine konkrete Praxissituation erfolgt im Rahmen der Pflegeprozessübung, die der Lernende im 2. Praxiseinsatz erstellt. Zudem erhält der Schüler Rückmeldungen in der POL-Abschlussrunde von Lehrern und Mitschülern.

Literatur

Breuch G, Müller E, Oser B: Spezialwissen Dialyse und Diabetes. Grundlagen, Begleiterkrankungen, Pflege, Beratung. München: Elsevier; 2010

Darmann-Finck I, Boonen A: Problemorientiertes Lernen auf dem Prüfstand. Erfahrungen und Ergebnisse aus Modellprojekten. Hannover: Schlütersche; 2008

Fischer R: Problemorientiertes Lernen in Theorie und Praxis. Leitfaden für Gesundheitsfachberufe. Stuttgart: Kohlhammer; 2004

Gottschalck T: Mundhygiene und spezielle Mundpflege. Bern: Huber; 2007

Jäckle R: Gut leben mit Typ-1-Diabetes. Arbeitsbuch zur Basis-Bolus-Therapie. Elsevier; 2010

Kalde S: Enterale Ernährung. Indikationen zur Sondentechnik, Diätetik, Pflege. München: Elsevier; 2002

Klinke R, Pape H, Kurtz A: Physiologie. Stuttgart: Thieme; 2009

Moust J: Problemorientiertes Lernen. Wiesbaden: Ullstein Medical; 1999

Paetz B: Chirurgie für Pflegeberufe. Stuttgart: Thieme; 2009

3.2.14 Gesunde Kinder und Jugendliche

Modulbeschreibung

Das Modul „Gesunde Kinder und Jugendliche" ist für das Ende des ersten Ausbildungsjahres vorgesehen. Nach der Erarbeitung von Ausbildungsgrundlagen und dem Einüben praktischer Fertigkeiten im ersten Ausbildungsabschnitt soll nun der Blick auf die besonderen Anforderungen an die Pflege von Kindern und Jugendlichen gelenkt werden. Das berufliche Selbstverständnis wird vor diesem Hintergrund reflektiert und neu formuliert. Entsprechend dem Prinzip „Vom Gesunden zum Kranken" setzen sich die Schüler mit Lebensumständen und Gewohnheiten von Kindern in ihrem Umfeld auseinander. Die Entwicklung von Emotionen, Ängsten, Gewissen und Moral, die körperliche und sexuelle Entwicklung sowie das Krankheitsverständnis und Krankheitserleben von Kindern und Jugendlichen stehen im Mittelpunkt. Das Modul umfasst auch den Umgang mit im Kindesalter häufig auftretenden Erkrankungen, da diese aus der normalen Entwicklung des Kindes nicht wegzudenken sind.

Zum Einstieg in die Thematik ist ein zweiwöchiger Praxiseinsatz im Kindergarten vorgesehen. Die Lernenden erleben den Alltag mit altersgemäß entwickelten Kindern, gehen mit ihnen um und können später vergleichend diese Erfahrung im Kontakt mit kranken Kindern nutzen. Im Anschluss absolvieren sie ein zweiwöchiges Praktikum in einer Kinderarztpraxis. Dieses Praktikum soll die Möglichkeit eröffnen, Kinder und Jugendliche jeden Alters beim Kinderarzt zu erleben. Hier können gesunde wie auch kranke Kinder beobachtet sowie Einblicke in die kindliche Entwicklung gewonnen werden, die im Klinikalltag so nicht möglich sind.

Altersgruppenspezifische Aspekte

In diesem Modul werden die Situation und die Bedürfnisse von Kindern thematisiert. Erwachsene und ältere Menschen rücken als Bezugspersonen in den Fokus.

Beziehung zu anderen Modulen

Inhaltlich baut dieses Modul auf den Modulen „Der gesunde Mensch in seinen Lebensphasen" und „Wahrnehmen, Kennenlernen, in Beziehung treten" auf und bildet die Basis für die sich später anschließenden Module „Familie" und „Das Kind im Krankenhaus".

Theorieunterricht: Gesunde Kinder und Jugendliche *Gesamtstunden: 56*	**Std.**	**LLP**	**Dozent aus**
Unterrichte in der Klasse • Einführung in das Modul; das Krankheitsspektrum im Kindes und Jugendalter des 21. Jahrhunderts, Auswirkungen von Lebensumständen und Gewohnheiten (4 Std.) • Entwicklung von Emotionen, Ängsten, Gewissen und Moral, körperliche und sexuelle Entwicklung sowie Krankheitsverständnis und Krankheitserleben bei Kindern und Jugendlichen (4 Std.) • häufige Gründe für einen Besuch beim Kinderarzt (Mittelohrentzündung, Harnwegsinfekt, Magen-Darm-Infekte, Appendizitis, Parasiten, Schulschwierigkeiten etc.) (6 Std.)	14	1.4.4 2.4.2 2.4.14 2.7.1 2.7.2 2.7.3 3.4.2 6.5.4 6.6.1 6.6.4	Pflegepädagogik Medizin
Kleingruppenunterrichte • Bedeutung der Hirnforschung für Kindergarten und Schule (wie lernt der Mensch?) (4 Std.) • Vorsorgeuntersuchungen im Kindesalter, Entwicklungsdiagnostik, Entwicklungsrehabilitation, Impfungen (2 Std.) • soziale und geistige Entwicklung des Kindes am Beispiel der Sprachentwicklung (2 Std.) • Entwicklung von Grobmotorik, Wahrnehmung und Beziehungsfähigkeit (2 Std.) • seelische Grundbedürfnisse der frühen Kindheit, Vorrausetzung für eine gesunde Entwicklung, Störfaktoren und Präventionsmaßnahmen (10 Std.) • Studienzeit für Hausarbeit (16 Std.) • Präsentation des Praxisauftrags (4 Std.) • chronisch kranke Kinder beim Kinderarzt (2 Std.)	42	2.4.2 2.4.5 2.4.6 2.4.9 2.4.12 4.4.1 8.4.1	Pflegepädagogik

Praxisaufgaben

Anhand der von Schlack (2005) formulierten Grundbedürfnisse (Bindung und Sicherheit, Autonomie und Eigenständigkeit, Berechenbarkeit und feste Regeln, Abwechslung und neue Reize) erarbeiten die Schüler Beobachtungskriterien, mittels deren sie einschätzen, inwieweit diese Grundbedürfnisse befriedigt werden. In den Praktika in Kindergarten und Arztpraxis erhalten die Schüler Gelegenheit, Kinder und deren Verhaltensweisen in Bezug auf die genannten Bedürfnisse zu beobachten. Während der Zeit in der Kinderarztpraxis beschreiben die Schüler eine erlebte Fallsituation und bearbeiten diese nach den Kriterien der Schule. Zum Ende des Einsatzes stellen sie diese Fallsituation in der Lerngruppe vor.

Lehr-/Lerndesign

Die übergreifenden Themen werden in der Gesamtklasse unterrichtet. Die weitere Vermittlung erfolgt überwiegend in Kleingruppen. Hier besteht auch die Möglichkeit, Erlebnisse aus der Praxis der Schüler zu besprechen. Das Thema „seelische Grundbedürfnisse der frühen Kindheit“ wird in Form einer Projektarbeit durchgeführt. Zu dieser Arbeit erhalten die Schüler ebenso wie zur Bearbeitung der Fallsituation eine schriftliche und mündliche Rückmeldung.

Kompetenzen

Fachkompetenz

Transferfähigkeit:
- überträgt Konzepte und Erfahrungen auf neue Situationen
- integriert Pflegewissen und Wissen aus den Bezugswissenschaften in vorhandenes Wissen
- erfasst Auswirkungen auf die Weiterentwicklung des Berufs

Methodische Kompetenz

Analysefähigkeit:
- erfasst und beachtet die individuelle Situation der Patienten
- erkennt aktuelle und stehende Probleme und zieht daraus sinnvolle Schlüsse

Soziale Kompetenz

Teamfähigkeit:
- baut Arbeitsbeziehungen auf
- knüpft Kontakte innerhalb der Gruppe und berufsübergreifend
- lernt aus unterschiedlichen Perspektiven
- zeigt Rücksichtnahme in belastenden Situationen
- leistet einen Beitrag zu gemeinsamen Diskussionen und Beschlüssen
- akzeptiert Beschlüsse und trägt sie mit
- trägt aktiv zu guter Atmosphäre bei

Empathie:
- nimmt Situationen aus Sicht der Betroffenen wahr
- achtet die individuellen Bedürfnisse, die Intimsphäre

Ergebnissicherung

Durch die mündliche und schriftliche Auswertung der Praxisaufgaben und die Rückmeldung überprüfen, vertiefen und sichern die Lernenden ihre gewonnen Erkenntnisse und Erfahrungen. Sie nutzen die so erlangten Erkenntnisse für die Eltern-Kind-Beratung im Modul „Kind im Krankenhaus“ und erweitern insgesamt ihre Beratungskompetenz.

Literatur

Brisch K (Hrsg.): Bindung und seelische Entwicklung. Grundlagen, Prävention und klinische Praxis. Stuttgart: Klett-Cotta; 2010

Hurrelmann K: Lebensphase Jugend. Eine Einführung in die sozialwissenschaftliche Jugendforschung. Weinheim: Juventa; 2009

Lohaus A, Ball J: Gesundheit und Krankheit aus der Sicht von Kindern. Göttingen: Hogrefe; 2006

Hoehl M, Kullick P: Gesundheits- und Kinderkrankenpflege. Stuttgart: Thieme; 2008

Reinhardt D (Hrsg.): Therapie der Krankheiten im Kindes- und Jugendalter. Berlin: Springer; 2004

Richter M, Hurrelmann K: Gesundheitliche Ungleichheit. Grundlagen, Probleme, Perspektiven. Wiesbaden: VS Verlag für Sozialwissenschaften; 2009

Sander L: Die Entwicklung des Säuglings, das Werden der Person und die Entstehung des Bewusstseins. Stuttgart: Klett-Cotta; 2009

Schlack H, Kries R, Thyen U (Hrsg.): Sozialpädiatrie. Gesundheitswissenschaft und pädiatrischer Alltag. Heidelberg: Springer; 2009

Speck O: Hirnforschung und Erziehung. Eine pädagogische Auseinandersetzung mit neurobiologischen Erkenntnissen München: Reinhardt; 2009

Strauß B u.a.: Klinische Bindungsforschung. Stuttgart: Schattauer; 2002

Ulatowski H: Zur Gesundheitssituation von Kindern und Jugendlichen. Ergebnisse der Epidemiologie und der Gesundheitsberichterstattung. München: GRIN; 2010

3.2.15 Alter Mensch in Gesundheit und Krankheit I

Modulbeschreibung

Das Modul steht am Ende des ersten Ausbildungsjahres. Die Schüler werden zu diesem Zeitpunkt in der stationären Altenpflege eingesetzt. Dieser Einsatzbereich ermöglicht eine reflektierte Auseinandersetzung mit der Situation pflegebedürftiger alter Menschen. Erhaltung oder Wiederherstellung von Gesundheit, Wohlbefinden und Lebensqualität im Alter werden bearbeitet. Mit diesem Fachwissen soll den Pflegenden ermöglicht werden, ihren Beitrag zur Erhaltung von Selbstständigkeit und Selbstbestimmung alter Menschen zu leisten und deren qualifizierte pflegerische Betreuung zu gewährleisten. Darüber hinaus soll das Bewusstsein für Probleme und Lösungsmöglichkeiten in der Betreuung von alten Menschen gestärkt werden. Eine Biografiearbeit fördert das Verständnis für alte Menschen und eröffnet Möglichkeiten zur Einbeziehung des so erlangten Wissens in die Pflegeplanung.

Altersgruppenspezifische Aspekte

In diesem Modul werden insbesondere die Bedürfnisse älterer Menschen behandelt. Durch die Biografiearbeit wird der Bogen zur Entwicklung des Menschen ab der Kindheit gespannt und so ein Verständnis für den Zusammenhang der verschiedenen Altersstufen geweckt.

Beziehung zu anderen Modulen

Das Modul baut auf dem Einführungskurs-Modul „Der gesunde Mensch in seinen Lebensphasen" auf. Es ist eng verknüpft mit dem parallel laufenden Modul „Ambulante Pflege". Beide Module stellen eine wichtige Grundlage für die Bearbeitung weiterer Module dar, die die Situation alter Menschen beleuchten und vertiefen.

Theorieunterricht: Alter Mensch in Gesundheit und Krankheit I *Gesamtstunden: 56*	**Std.**	**LLP**	**Dozent aus**
Unterrichte in der Gesamtklasse (24 Std.)			
Alter und Lebensqualität • Wie und warum altern wir? • Gesunderhaltung/Prävention im Alter • Leben im Alter mit oder ohne Einschränkungen (soziale Situation, Multimorbidität) • Sturzgefahren und Sturzprävention • Unterschiede und Gemeinsamkeiten in Kranken- und Altenpflege	8	1.4.1 1.4.2 1.4.3 1.4.4 7.4.4 8.4.1 8.4.2 10.4.1 10.4.2 10.4.3	Pflegepädagogik
Rechtliche und organisatorische Grundlagen • Pflegeversicherung, Heimgesetz, Pflegevertrag und Relevanz für die Pflegenden, Betreuungsrecht, Finanzierung der Leistungen • Erbrecht: Testamentformen	6	2.4.14 7.4.1 – 7.4.5	Heimleitung

Theorieunterricht: Alter Mensch in Gesundheit und Krankheit I *Gesamtstunden: 56*	Std.	LLP	Dozent aus
Betreuung von alten Menschen mit Demenzerkrankungen • Lebenswelt demenzkranker Menschen • Umgang mit dementen alten Menschen • Betreuung von chronisch Dementen: Biografiearbeit und Validation, Hilfen zur Kommunikation • Einführung in die Gerontopsychiatrie (Demenz, Depression, Suizidalität)	10	1.4.2 1.4.3 2.4.1 bis 2.4.14	Pflegepädagogik Medizin
Unterrichte in Kleingruppen (32 Std.)			
Praxiserfahrungen • Bearbeitung der ersten Erfahrungen aus dem Praxisfeld • Langzeitpflege, eine besondere Herausforderung für die Pflege?	10	1.4.3 2.4.14 3.4.2 3.4.3 4.4.1 4.4.2	Pflegepädagogik
Betreuung und Pflege von alten Menschen • Barthel-Index, Mini Mental Status Test (MMST) • Gefahr und Prävention der Mangelernährung und der Exsikkose im Alter • Hilfsmittel • Schluckstörungen • Partnerschaft und Sexualität im Alter • ganzheitlich-aktivierende Pflege nach Krohwinkel (2007) am Beispiel des apoplektischen Insults	12	2.4.4 2.4.7 2.4.10 2.4.13 4.4.2 10.4.4	Pflegepädagogik
• Biografiearbeit und ihre Bedeutung für die Pflegeplanung (Hausarbeit)	8	1.4.2 6.4.3	Pflegepädagogik
• Palliativpflege (Besuch im Hospiz)	2	2.4.4 5.4.1	Hospizleitung

Praxisaufgaben

Während ihres sechswöchigen Einsatzes in der stationären Altenpflege erstellen die Schüler eine schriftliche Arbeit zum Thema „Biografiearbeit und ihre Bedeutung für die Pflegeplanung". Dabei sollen die in der jeweiligen Einrichtung vorhandenen Assessmentinstrumente genutzt werden (vgl. Modul „Der Mensch in seinen Lebensphasen", Biografie des gesunden alten Menschen).

Lehr-/Lerndesign

In der Gesamtklasse wird ein breites Spektrum vom Lehrervortrag über Gruppendiskussionen bis hin zur praktischen Übung genutzt. In der Gruppe bietet sich vermehrt die Möglichkeit zur individuellen Betreuung der Schüler und zum Bearbeiten spezieller Fragestellungen, die sich aus der Praxis ergeben.

Kompetenzen

Personale Kompetenz

Autonomie:
- setzt sich Ziele
- reagiert flexibel auf situative Anforderungen
- setzt Prioritäten begründet
- trifft Entscheidungen

Selbstreflexivität:
- nimmt eigene Erwartungen und Einstellungen wahr und steht dazu
- zieht Schlüsse für den Lernbedarf und das eigene Handeln
- reflektiert die eigene Entwicklung
- reflektiert die berufliche Entwicklung

Belastbarkeit:
- hält den physischen und psychischen Belastungen stand
- holt sich adäquate Unterstützung, um Anforderungen zu bewältigen
- nutzt vorhandene Ressourcen

Offenheit:
- ist offen für fremde Erwartungen, Normen und Werte und geht tolerant damit um

Ethische Grundhaltung:
- achtet auf ethische (und moralische) Aspekte
- erkennt die eigenen Werthaltungen und die der anderen Menschen und reflektiert sie

Fachkompetenz

Fähigkeit, Fachwissen anzuwenden:
- erwirbt Kenntnisse über fachspezifische Methoden und Verfahren und wendet sie an
- wählt Methoden situationsgerecht aus

Problemlösungsfähigkeit:
- orientiert Handeln an den Problemen, Zielen und Organisationsbedingungen

Organisationsfähigkeit:
- hierarchisiert anstehende Aufgaben
- beachtet die Gesamtsituation
- plant Zeitbedarf realistisch ein
- geht systematisch vor
- bereitet sich auf die Übernahme/Übergabe von Aufgaben vor

Prozesssteuerungsfähigkeit:
- plant vorausschauend bewältigt die Gesamtsituation fachlich und organisatorisch
- geht verantwortungsvoll mit der Möglichkeit zu delegieren um

Qualitätsbewusstsein:
- informiert sich über Standards/Leitlinien und hält diese ein bzw. befolgt sie
- bezieht neue Erkenntnisse ein
- reagiert flexibel auf situative Erfordernisse

Methodische Kompetenz

Analysefähigkeit:
- erfasst und beachtet die individuelle Situation der Patienten
- erkennt aktuelle und stehende Probleme und zieht daraus sinnvolle Schlüsse

Ressourcenerschließung:
- erschließt die Ressourcen der Patienten

Vernetzungsfähigkeit:
- vernetzt das eigene Handeln mit dem aller Beteiligten (Pflegeteam, Schüler, Angehörige, andere Professionen, Behörden etc.)
- stellt eigenes Wissen zur Verfügung unter Wahrung der gebotenen Diskretion

Planungsfähigkeit:
- plant eigenes Handeln vorausschauend
- wählt Methoden unter fachlichen Aspekten aus und wendet sie sicher an
- entscheidet sich begründet zwischen Standards und situativem Handeln

Selbstpflegefähigkeit:

- erkennt eigene Grenzen rechtzeitig, schützt sich vor Überforderung

Psychomotorische Fähigkeit:

- kann die eigenen Fähigkeiten einschätzen und trainieren
- wendet Ausgleichsmethoden rechtzeitig an

Soziale Kompetenz

Beziehungsfähigkeit:

- geht reflektiert mit Nähe und Distanz um

Rollenflexibilität:

- nimmt die eigene Rolle in unterschiedlichen Zusammenhängen bewusst ein/wahr

Kommunikationsfähigkeit:

- gestaltet die verbale und nonverbale Kommunikation situationsgerecht und eindeutig
- nutzt die Kommunikationsregeln
- geht auf andere Menschen zu
- wendet Sprache adressatengerecht an

Teamfähigkeit:

- baut Arbeitsbeziehungen auf
- knüpft Kontakte in der Gruppe und berufsübergreifend
- leistet Beitrag zu gemeinsamen Diskussionen und Beschlüssen
- trägt aktiv zu guter Atmosphäre bei

Empathie:

- nimmt Situationen aus Sicht der Betroffenen wahr
- wendet sich fürsorglich den Bewohnern zu
- achtet die individuellen Bedürfnisse, die Intimsphäre

Ergebnissicherung

Ausführliche schriftliche Rückmeldung zur Praxisaufgabe. Fallklausur am Ende des ersten Ausbildungsjahres.

Literatur

Backes G (Hrsg.): Soziologie und Alter(n). Opladen: Leske und Budrich; 2000

Bartholomeyczik S, Halek M. (Hrsg.): Assessmentinstrumente in der Pflege. Hannover: Schlütersche; 2004

Berting-Hüneke C u. a.: Selbstständigkeit im Alter erhalten. Heidelberg: Springer; 2002

Freund K (Hrsg.): Fallbuch Alter Mensch. Vernetzt denken – Pflege verstehen. München: Elsevier; 2010

Freund H: Geriatrisches Assessment und Testverfahren. Grundbegriffe, Anleitungen, Behandlungspfade. Stuttgart: Kohlhammer; 2009

Jansen B u. a.: Soziale Gerontologie. Ein Handbuch für Lehre und Praxis. Weinheim: Beltz; 1999

Jasper B: Gerontologie. Lehrbuch Altenpflege. Hannover: Vincentz; 2002

Klie T, Buhl A, Entzian H: Die Zukunft der gesundheitlichen, sozialen und pflegerischen Versorgung älterer Menschen. Frankfurt/Main: Mabuse; 2005

Klingenberger H: Lebensmutig. Vergangenes erinnern, Gegenwärtiges entdecken, Künftiges entwerfen. München: Don Bosco; 2003

König J, Zemlin C: 100 Fehler im Umgang mit Menschen mit Demenz und was Sie dagegen tun können. Hannover: Schlütersche; 2008

Korecic J: Pflegestandards Altenpflege. Berlin: Springer; 2003

Krohwinkel M: Rehabilitierende Prozesspflege am Beispiel von Apoplexiekranken. Fördernde Prozesspflege als System. Bern: Huber; 2007

Kruse A, Martin M (Hrsg.): Enzyklopädie der Gerontologie. Bern: Huber; 2004

Kruse A, Wahl H: Zukunft Altern. Heidelberg: Spektrum; 2010

Likar B, Pipam J, Sadjak A (Hrsg.): Lebensqualität im Alter. Wien und New York: Springer; 2005

Martin E: Essen und Ernährung im Alter. Troisdorf: Bildungsverlag EINS; 2010

Miethe I: Biografiearbeit. Lehr- und Handbuch für Studium und Praxis. Weinheim: Juventa; 2011

Moers M u. a.: Pflegeforschung zum Erleben chronisch kranker und alter Menschen. Bern: Huber; 1999

Menebröcker C: Ernährung in der Altenpflege. München: Elsevier; 2008

Ruhe H G: Methoden der Biografiearbeit. Lebensspuren entdecken und verstehen. Weinheim: Juventa; 2009

Schirrmacher F: Das Methusalem-Komplott. München; Blessing; 2004

Seel M, Hurkling E: Die Pflege des Menschen im Alter. Ressourcenorientierte Unterstützung nach den AEDL. Hagen: Kunz; 2003

Specht-Tomann M: Biografiearbeit in der Gesundheits-, Kranken- und Altenpflege. Berlin: Springer; 2009

Witterstätter K: Soziologie für die Altenarbeit. Soziale Gerontologie. Freiburg/Breisgau: Lambertus; 2003

3.2.16 Ambulante Pflege

Modulbeschreibung

Das Modul ambulante Pflege ist für das letzte Drittel des ersten Ausbildungsabschnittes vorgesehen. Nach der Erarbeitung von Ausbildungsgrundlagen und dem Einüben praktischer Fertigkeiten im ersten Ausbildungsabschnitt wird nun der Blick auf die Anforderungen an die Gesundheits- und Krankenpflege im außerstationären Bereich gelenkt. Die Lernenden setzen sich mit den Unterschieden zur Pflege von Patienten im Krankenhaus auseinander. Sie erkennen die Bedeutung des familiären und sozialen Umfeldes für den Pflegebedürftigen und erfahren, wie dieses beeinflusst werden kann. Die Rolle der Pflege in der Vernetzung mit anderen Berufsgruppen in ambulanten, teilstationären und stationären Einrichtungen wird verdeutlicht. Das berufliche Selbstverständnis wird vor diesem Hintergrund reflektiert und neu formuliert. Es werden auch Einblicke in die Verwaltungsabläufe und die Modalitäten der Abrechnung einer ambulanten Pflegeeinrichtung mit Kranken- und Pflegekassen gegeben.

Vor dem eigentlichen Einsatz erhalten die Schüler Unterricht zur außerstationären Pflege in Sozialstationen, Altenheimen, Arztpraxen und Kindergärten. Sie werden anschließend in drei Gruppen geteilt und durchlaufen im Wechsel die genannten Praxisbereiche. Während des fünfwöchigen Praxiseinsatzes sind die Schüler jeweils einer Sozialstation zugeordnet und begleiten die Pflegenden auf ihren Touren. Unter Anleitung pflegen und betreuen sie Menschen in deren Wohnungen. Unterbrochen ist der Einsatz durch zwei Unterrichtstage, an denen neben der Wissenserweiterung auch die Reflexion der aktuell erlebten Eindrücke im Vordergrund steht. Am letzten Unterrichtstag werden die Praxisaufgaben präsentiert und das Modul reflektiert und ausgewertet.

Altersgruppenspezifische Aspekte

In der Ambulanten Pflege werden überwiegend ältere Menschen betreut. Erwachsene werden häufig als pflegende Angehörige einbezogen. Im Zusammenhang mit alternativen Wohnformen werden die Bedürfnisse von Kindern, Erwachsenen und alten Menschen in altersgemischten Wohngemeinschaften erörtert. Praxiseinsätze sind auch in der ambulanten Kinderkrankenpflege möglich.

Beziehung zu anderen Modulen

Das Modul baut inhaltlich auf den Modulen „Der gesunde Mensch in seinen Lebensphasen“ und „Wahrnehmen, Kennenlernen, in Beziehung treten“ auf. Es ist eng verzahnt mit dem Modul „Alter Mensch in Gesundheit und Krankheit I“ und bildet die Basis für sich später anschließende Module, insbesondere „Public Health“ (Gesundheitsprojekt), „Rehabilitative Pflege“ und „Familie“.

Theorieunterricht: Ambulante Pflege *Gesamtstunden: 36*	Std.	LLP	Dozent aus
Unterrichte in der Klasse (8 Std.)			
Einführung • gesellschafts- und gesundheitspolitische Rahmenbedingungen • Besonderheiten der häuslichen Pflege (Perspektivwechsel) • ambulante Versorgung in verschiedenen Altersstufen (Kinder, Behinderte, alte Menschen) • rechtliche Situation (Schweigepflicht, unterlassene Hilfeleistung) • Angehörigenarbeit **Pflegeversicherung** • politische und gesetzliche Grundlagen • Fördermöglichkeiten • Antragstellung	8	7.4.1 7.4.4 11.4.1	Pflegepädagogik
Unterrichte in Gruppen (14 Std.)			
• Vernetzung, Expertenstandard Entlassungsmanagement, integrierte Versorgung • Alter und Lebensqualität: Aktivierung/Lebensweltgestaltung/Alltagsgestaltung/Tagesstrukturierung zu Hause • Hygienestandards • „Messies" in der häuslichen Pflege • osteuropäische Betreuerinnen • Auswertung des Einsatzes		2.4.2 3.4.2 3.4.4 7.4.1 10.4.2	Pflegepädagogik
Praxisauftrag • Themenwahl, Durchführung, Präsentation	14		Pflegepädagogik

Praxisaufgaben

Das Modul beinhaltet einen fünfwöchigen Praxiseinsatz in der außerstationären Pflege. Die Schüler werden von Sozialstationen aus der nähren Umgebung betreut und begleiten examinierte Gesundheits- und Krankenpfleger/-innen bei deren Einsätzen. Die Schüler erarbeiten in dieser Zeit selbstständig ein Thema aus der ambulanten Pflege und stellen es zum Ende des Einsatzes der Lerngruppe vor.

Das zu bearbeitende Thema wird nach Absprache frei gewählt und sollte sich vorzugsweise auf die Situation eines Patienten/Betroffenen beziehen (exemplarische Darstellung). Hierbei soll der theoretische Hintergrund erarbeitet und verdeutlicht werden. Die Vorstellung erfolgt in Form eines Referats am letzten Unterrichtstag. Umfang und inhaltliche Schwerpunkte werden je nach Thema vereinbart. Zum Referat sollen ggf. entsprechende Materialien (Arbeitsblätter, Folien etc.) sowie ein Handout erstellt werden.

Lehr-/Lerndesign

Praktischer Einsatz und Theoriestunden sind ausgerichtet auf die selbstständige Auseinandersetzung mit Themen der ambulanten Pflege. Neben der erwähnten Erarbeitung und Präsentation eines themenrelevanten Aspekts sollen die Schüler auch bei der Erkundung der Praxisgegebenheiten initiativ tätig werden (vgl. Modulbeschreibung). Die Theorie-Unterrichte schließen selbstständige Lernformen ein, z. B. die Bearbeitung von Zeitschriftenartikeln, Diskussion von Praxiserfahrungen o. Ä.

Kompetenzen

Personale Kompetenz

Selbstreflexivität:
- zieht Schlüsse für den Lernbedarf und das eigene Handeln

Eigenverantwortung:
- hält Vereinbarungen ein
- nimmt Rücksprache bei Unsicherheit
- steht zu eigenen Versäumnissen

Offenheit:
- ist offen für fremde Erwartungen, Normen und Werte und geht tolerant damit um
- ist offen für positive und kritische Rückmeldungen
- ist offen für Veränderungen

Lernbereitschaft:
- nutzt Lernmöglichkeiten
- erschließt sich selbstständig neues Wissen
- bringt sich ein bei der Vereinbarung von Lernaufgaben

ethische Grundhaltung:
- achtet auf ethische (und moralische) Aspekte
- erkennt die eigenen Werthaltungen und die der anderen Menschen und reflektiert sie
- entwickelt eigene Positionen auf der Basis ethischer Grundwerte für die Pflege
- orientiert das eigene Handeln entsprechend

Fachkompetenz

Transferfähigkeit:
- überträgt Konzepte und Erfahrungen auf neue Situationen
- integriert Pflegewissen und Wissen aus den Bezugswissenschaften in vorhandenes Wissen
- erfasst Auswirkungen auf die Weiterentwicklung des Berufs

Problemlösungsfähigkeit:
- orientiert Handeln an den Problemen, Zielen und Organisationsbedingungen
- handelt bei Bedarf Kompromisse aus

Organisationsfähigkeit:
- analysiert und koordiniert Arbeitsprozesse
- hierarchisiert anstehende Aufgaben
- beachtet die Gesamtsituation
- plant Zeitbedarf realistisch ein
- nutzt Organisationsstrukturen
- geht systematisch vor
- bereitet sich auf die Übernahme/Übergabe von Aufgaben vor
- teilt wesentliche organisatorische Änderungen frühzeitig mit
- macht Vorschläge zur Verbesserung der Organisation

Qualitätsbewusstsein:
- reagiert flexibel auf situative Erfordernisse
- handelt materiell und zeitlich ökonomisch

Ressourcenerschließung:
- erschließt die Ressourcen der Patienten

Methodische Kompetenz

Analysefähigkeit:
- erfasst und beachtet die individuelle Situation der Patienten
- erkennt aktuelle und stehende Probleme und zieht daraus sinnvolle Schlüsse

Vernetzungsfähigkeit:
- führt Wissen und Methoden im Handeln zusammen
- vernetzt das eigene Handeln mit allen Beteiligten (Pflegeteam, Schüler, Angehörige, andere Professionen, Behörden)
- stellt eigenes Wissen zur Verfügung unter Wahrung der gebotenen Diskretion
- setzt sich wirksam für die Anliegen des Pflegeberufes gegenüber Institutionen und der Öffentlichkeit ein

Planungsfähigkeit:
- entscheidet sich begründet zwischen Standards und situativem Handeln

Soziale Kompetenz

Beziehungsfähigkeit:
- geht die beruflichen Beziehungen ein
- gestaltet die Beziehungen verlässlich
- hält Beziehungen aufrecht
- kann Beziehungen abschließen
- geht reflektiert mit Nähe und Distanz um

Rollenflexibilität:
- nimmt die eigene Rolle in unterschiedlichen Zusammenhängen bewusst ein/wahr
- nimmt die Rollen anderer bewusst wahr und kann sie einschätzen
- verdeutlicht ggf. die jeweilige Rolle
- sucht Klärung bei Rollenkonflikten

Empathie:
- achtet die individuellen Bedürfnisse, die Intimsphäre
- verhält sich kongruent

Ergebnissicherung

Durch die Erarbeitung und Präsentation der Praxisaufgaben reflektieren die Schüler ihre Einsätze. Dadurch überprüfen, vertiefen und sichern sie ihre gewonnen Erkenntnisse und Erfahrungen. In der Abschlussklausur zum 1. Ausbildungsjahr wird das Wissen ebenfalls überprüft.

Literatur

Bahlmann B u. a.: Pflege daheim. Ganzheitlich von Mensch zu Mensch aktiv gestalten. Berlin: Natur Mensch Medizin; 2010

Behr"s Verlag (Hrsg.): Arbeitnehmerfreizügigkeit für Pflegekräfte aus Osteuropa. Hamburg: Behr"s; 2011

Bundesarbeitsgemeinschaft Hospiz e. V. (Hrsg.): Ambulante Hospizarbeit – Grundlagentexte und Forschungsergebnisse zur Hospiz- und Palliativarbeit. Ludwigsburg: Hospiz-Verlag; 2004

Bundesministerium für Familie, Senioren, Frauen und Jugend (Hrsg.): Ambulant betreute Wohngemeinschaften für demenziell erkrankte Menschen. Berlin: Eigenverlag; 2003

Brunen H, Herold E (Hrsg.): Ambulante Pflege. Die Pflege gesunder und kranker Menschen. Band 3: Familienpflege – Management – Bildung. Hannover: Schlütersche; 2002

Dettbarn-Reggentin J, Reggentin H, Risse T: Alternative Wohnformen für Menschen mit demenziellen, geistigen und körperlichen Einschränkungen. Konzepte, Finanzierung, Betreuung, Praxisbeispiele. Merching: Forum GesundheitsMedien; 2009

Gerlinger T, Röber M: Die Pflegeversicherung. Bern: Huber; 2009

Hasseler M, Meyer M (Hrsg.): Ambulante Pflege. Neue Wege und Konzepte für die Zukunft. Hannover: Schlütersche; 2004

Lixenfeld C: Niemand muss ins Heim. Menschenwürdig und bezahlbar. Ein Plädoyer für die häusliche Pflege. Berlin: Econ; 2008

Wiedenhöfer D u. a.: Entlassungsmanagement. Versorgungsbrüche vermeiden, Schnittstellen optimieren. Bern: Huber; 2010

3.2.17 Orientierung und Organisation II

Modulbeschreibung

Die Inhalte dieses Moduls bieten dem Lernenden eine kontinuierliche Orientierung in Bezug auf sein Lernumfeld und die Ausbildungsmodalitäten. Die Orientierung wird durch das regelmäßige Einplanen von Info-Stunden sowie durch Einzelgespräche zum individuellen Ausbildungsstand sichergestellt. Durch regelmäßige Leistungskontrollen wie Klausuren und mündliche Prüfungen kann der Schüler seinen Leistungsstand feststellen. In das Modul wurde auch die dreitägige Studienfahrt aufgenommen.

Altersgruppenspezifische Aspekte

Keine.

Beziehung zu anderen Modulen

Das Modul führt „Orientierung und Organisation I" fort. Es bildet eine Verknüpfung der Module der 2. Ausbildungsphase.

Theorieunterricht: Orientierung und Organisation II *Gesamtstunden: 72*	Std.	LLP	Dozent aus
Allgemeine Orientierung • aktuelle Stunden zu anstehenden Fragen, Anregungen, Problemen • Informationen zum Bewerbungsverfahren • Informationen zu den Leistungskontrollen • Informationen zum großen Wahleinsatz • Information zu den einzelnen Praxisfeldern (Entbindungspflege-einsatz, Werkseinsatz etc.) • Besuch der Pathologie	18	8.4.11 11.4.4 12.4.1	Pflegepädagogik
Studienfahrt	24	10.4.3 12.4.2	Pflegepädagogik
Ergebnissicherung • Studienzeit für Leistungsnachweise/Klausuren (12 Std.) • mündliche Prüfung in Kleingruppen im 2. Ausbildungsjahr (4 Std.) • Pflegeklausur in Kleingruppen im 2. Ausbildungsjahr (4 Std.) • Pflegeklausur im 2. Ausbildungsjahr (4 Std.)	24	11.4.4 12.4.1	Pflegepädagogik
Lernbegleitung und Beratung • Individuelle Lernbegleitung und Beratung bei Arbeitsaufträgen, Pflegeprozessübungen und Leistungskontrollen • Lernentwicklungsgespräche	6	11.4.4 12.4.1	Pflegepädagogik

Praxisaufgaben

Die Schüler erstellen eine Pflegeplanung in einem Einsatzgebiet aus Psychiatrie, Gynäkologie, Rehabilitation und Pädiatrie. Die weiteren Praxisaufgaben sind den jeweiligen Modulen zugeordnet.

Lehr-/Lerndesign

In den Orientierungsstunden werden sowohl Anliegen der Lerngruppe als auch des Lehrers thematisiert. Die individuelle Praxisbegleitung geschieht im Dialog.

Kompetenzen

Personale Kompetenz

Eigenverantwortung:
- nimmt Verantwortung für die Ausbildung wahr
- hält Vereinbarungen ein

Autonomie:
- setzt sich Ziele
- setzt Prioritäten

Lernbereitschaft:
- ist bereit, aus eigenen und fremden Erfahrungen zu lernen
- zeigt Interesse an Lernangeboten

- nutzt Lernmöglichkeiten
- erschließt sich selbstständig neues Wissen
- bringt sich ein bei der Vereinbarung von Lernaufgaben
- übernimmt Verantwortung für die eigene Leistungskontinuität

Methodische Kompetenz

Selbstständigkeit:

- ergreift die Eigeninitiative
- nutzt Medien gezielt für die Erschließung neuen Wissens

Soziale Kompetenz

Beziehungsfähigkeit:

- geht die beruflichen Beziehungen ein
- gestaltet die Beziehungen verlässlich
- hält Beziehungen aufrecht
- kann Beziehungen abschließen
- geht reflektiert mit Nähe und Distanz um

Ergebnissicherung

Die oben aufgeführten Praxisaufgaben gelten der Ergebnissicherung. Die Pflegeprozessübung wird sowohl schriftlich als auch mündlich rückgemeldet und benotet.

Literatur

Siehe andere Module.

3.2.18 Pflege als Beruf II

Modulbeschreibung

Nachdem sich die Lernenden mit den Gegebenheiten und Anforderungen ihrer Ausbildung vertraut gemacht haben, scheint nun in der Mitte der zweiten Ausbildungsphase die Zeit reif für eine tiefer gehende Auseinandersetzung mit dem Pflegeberuf. Es werden historische, berufspolitische, theoretische und organisatorische Aspekte der Pflege dargestellt, diskutiert und einer kritischen Reflexion unterzogen. Auch die besonderen Belastungen durch den Pflegeberuf werden thematisiert.

Altersgruppenspezifische Aspekte

Die Entstehung der Berufe Gesundheits- und Kinderkrankenpfleger sowie Altenpfleger werden im Kontext gesellschaftlicher Entwicklungen thematisiert. Die Dependenzpflege nach Orem (2011) wird exemplarisch an der Situation von Kindern und Jugendlichen behandelt.

Beziehung zu anderen Modulen

Das Modul „Pflege als Beruf II“ knüpft an die Inhalte des Moduls „Pflege als Beruf I“ an. Verschiedene thematische Aspekte des Moduls „Orientierung und Organisation I“ werden fortgeführt. Das Modul bildet die Basis für die Folgemodule in den weiteren Ausbildungsabschnitten, insbesondere auch „Pflege als Beruf III“.

Theorieunterricht: Pflege als Beruf II *Gesamtstunden: 72*	**Std.**	**LLP**	**Dozent aus**
Rechtskunde • Strafrecht/Zivilrecht • Haftungsrecht, Sorgfaltspflicht, Delegationsrecht, Aufsichtspflicht, Jugendschutzgesetze	14	8.4.5	Rechtswissenschaften
Pflegesysteme/Organisationsstrukturen • funktionelle Pflege, Bereichspflege, Bezugspflege	2	10.4.4	Pflegepädagogik

Module

Theorieunterricht: Pflege als Beruf II *Gesamtstunden: 72*	Std.	LLP	Dozent aus
Klassifikationssysteme • DRG • Pflegediagnose und Pflegeassessment • Pflegeklassifikationssysteme • NANDA-Diagnosen/ICNP	10	6.4.1 7.4.5	Pflegepädagogik
Grundlagen der Pflegeforschung • Wissenschaftstheorien und Forschungsdesign • Evidence Based Nursing	20	6.4.1 6.4.2 6.4.3	Pflegepädagogik
Geschichte der Krankenpflege/Entwicklung des heutigen Berufsbilds • Altertum, Mittelalter, Klostermedizin, Klosterpflege, Aufklärung, die großen Entdeckungen • Ausgangssituation für die Pflege im 20. Jahrhundert • Pflege im NS-Staat • Berufsentwicklung nach 1945 bis heute	10	10.4.1	Pflegepädagogik
Pflegetheorie nach D. Orem • Teilkonzepte der Theorie • Umsetzung – auch von Teilaspekten – im Pflegeprozess • Dependenzpflege exemplarisch bei Kindern/Jugendlichen • Analyse einer Fallbeschreibung (siehe auch „Pflege von chronisch Kranken“)	14	1.4.1 1.4.2 6.4.2	Pflegepädagogik
Pflegeprozess • Klärung aktueller Fragen	2		Pflegepädagogik

Praxisaufgaben

Die Schüler erstellen eine ausführliche Pflegeplanung in einem Einsatzgebiet aus Psychiatrie, Gynäkologie, Rehabilitation oder Pädiatrie.

Lehr-/Lerndesign

Reflexion zum Verlauf beruflicher Sozialisation; Schüler-Lehrer-Dialog. Bearbeitung ausgesuchter Fälle.

Kompetenzen

Fachkompetenz

Fähigkeit, Fachwissen anzuwenden:
- erwirbt Kenntnisse über fachspezifische Methoden und Verfahren und wendet sie an

Transferfähigkeit:
- überträgt Konzepte und Erfahrungen auf neue Situationen
- integriert Pflegewissen und Wissen aus den Bezugswissenschaften in vorhandenes Wissen
- erfasst Auswirkungen auf die Weiterentwicklung des Berufes

Organisationsfähigkeit:
- analysiert und koordiniert Arbeitsprozesse
- beachtet Gesamtsituation
- nutzt Organisationsstrukturen
- geht systematisch vor

Soziale Kompetenz

Rollenflexibilität:

- nimmt die eigene Rolle in unterschiedlichen Zusammenhängen bewusst ein/wahr
- nimmt die Rollen anderer bewusst wahr und kann sie einschätzen

Ergebnissicherung

Rückmeldung zur Pflegeplanung. Klausur nach Examensmodus mit Anteilen aus Rechtskunde, Pflegewissenschaft (Pflegetheorien), Ökologie und Gesundheit.

Literatur

Alligood M R, Marriner-Tomey A: Nursing Theorists and Their Work. Philadelphia: Mosby; 2009

Budnik B: Pflegeplanung leicht gemacht für die Gesundheits- und Krankenpflege. München: Elsevier; 2009

Brandenburg H, Dorschner S (Hrsg.): Pflegewissenschaft 1. Lehr- und Arbeitsbuch zur Einführung in das wissenschaftliche Denken in der Pflege. Bern: Huber; 2008

Carpenito-Moyet L J: Das Pflegediagnosen-Lehrbuch. Pflegeassessment, Pflegediagnosen und Pflegeinterventionen für Profis und Praxis. Bern: Huber; 2012

Debatin J F, Ekkernkamp A, Schulte B: Krankenhausmanagement. Strategien, Konzepte, Methoden. Berlin: Medizinisch Wissenschaftliche Verlagsgesellschaft; 2010

Dennis C, Orem D: Selbstpflege- und Selbstpflegedefizit-Theorie. Bern: Huber; 2001

Eriksson K: Gesundheit. Ein Schlüsselbegriff der Pflegetheorie. Bern: Huber; 2001

Hahne B: Qualitätsmanagement im Krankenhaus. Konzepte, Methoden, Implementierungshilfen. Düsseldorf: Symposion Publishing; 2011

Hell W: Alles Wissenswerte über Staat, Bürger, Recht. Eine Staatsbürger- und Gesetzeskunde für Fachberufe im Gesundheitswesen. Stuttgart: Thieme; 2007

Henke F, Horstmann C: Pflegeplanung exakt formuliert und korrigiert. Praktische Arbeitshilfen für Lehrende und Lernende. Stuttgart: Kohlhammer; 2009

Henderson V: Grundregeln der Krankenpflege. Genf: ICN; 1977

Lauber A: Grundlagen beruflicher Pflege. Stuttgart: Thieme; 2007

Kirkevold M: Pflegewissenschaft als Praxisdisziplin. Bern: Huber; 2002

Mayer H: Pflegeforschung anwenden. Elemente und Basiswissen für Studium und Weiterbildung. Wien: Facultas; 2011

Mocker Y: Bedürfnisorientierung und psychodynamische Krankenpflege. Die Pflegetheorien von Virginia Henderson und Hildegard Peplau im Vergleich. München: GRIN; 2008

Neumann-Ponesch S: Modelle und Theorien in der Pflege. Wien: Facultas; 2010

NANDA International (Hrsg.): NANDA-I-Pflegediagnosen: Definitionen und Klassifikation 2009-2011. Ostfildern: Recom; 2010

Orem D: Nursing. Concepts of Practice. Philadelphia: Mosby; 2001

Orem D: Strukturkonzepte der Pflegepraxis. Bern: Huber, 1996

Pabst G: Die Selbstpflegedefizit-Theorie nach Dorothea Orem. München: GRIN; 2009

Rennen-Allhoff B, Scheffer, D (Hrsg.): Handbuch Pflegewissenschaft. Weinheim: Juventa; 2003

Robert Bosch Stiftung (Hrsg.): Pflege neu denken. Zur Zukunft der Pflegeausbildung. Stuttgart: Schattauer; 2000

Roper N, Logan W, Tierney A: Das Roper-Logan-Tierney-Modell. Basierend auf den Lebensaktivitäten (LA). Bern: Huber; 2009

Salomonowitz E: Erfolgreiche Organisationsentwicklung im Krankenhaus. Mehr Personal spart Kosten. Gelebte Investition in Qualität, Know-how und Skills am Beispiel der Radiologie. Wien: Springer; 2008

Schaeffer D u. a: Pflegetheorien. Beispiele aus den USA. Bern: Huber; 2008

Schell W: Staatsbürger- und Gesetzeskunde für Pflegeberufe in Frage und Antwort. Stuttgart: Thieme; 2005

Stemmer R: Qualität in der Pflege – trotz knapper Ressourcen. Hannover: Schlütersche; 2008

Stolte K: Pflegediagnosen in der Gesundheitsförderung und Patientenedukation. Bern: Huber; 2012

Schweikardt C: Die Entwicklung der Krankenpflege zur staatlich anerkannten Tätigkeit im 19. und frühen 20. Jahrhundert. Das Zusammenwirken von Modernisierungsbestrebungen, ärztlicher Dominanz, konfessioneller Selbstbehauptung und Vorgaben preußischer Regierungspolitik. München; Meidenbauer; 2008

Wild V, Pfister E, Biller-Andorno N (Hrsg.): DRG und Ethik. Ethische Auswirkungen von ökonomischen Steuerungselementen im Gesundheitswesen. Muttenz: EMH Schweizerischer Ärzteverlag; 2011

Wolff H-P, Wolff J: Krankenpflege: Einführung in das Studium ihrer Geschichte. Frankfurt/Main: Mabuse; 2011

3.2.19 Grundlagen der onkologischen Pflege

Modulbeschreibung

Dieses Modul ist am Beginn des zweiten Ausbildungsjahres angesiedelt und knüpft an die Erfahrungen des ersten Ausbildungsjahres sowie an den Hospizbesuch im Rahmen des Altenpflege-Einsatzes an. Die Schüler reflektieren die in den bisherigen Einsätzen gemachten Erfahrungen mit onkologischen Patienten und setzen sich dabei mit der aktuellen Entwicklung dieses Bereichs auseinander. Neben altersgruppenübergreifenden Grundlagen der onkologischen Pflege werden spezifische Fragestellungen unterschiedlicher Lebensphasen erarbeitet.

In den Kleingruppen des zweiten Ausbildungsjahres, insbesondere in der Gynäkologie und Pädiatrie, werden anhand konkreter Fallsituationen die Besonderheiten der einzelnen Fachbereiche und Lebensalter vertieft.

Altergruppenspezifische Aspekte

Onkologische Erkrankungen kommen in allen Lebensaltersstufen vor. Die sich jeweils ableitenden besonderen Erfordernisse werden ausführlich thematisiert.

Beziehung zu anderen Modulen

Das Modul „Grundlagen der onkologischen Pflege" baut auf den Modulen „Alter Mensch in Gesundheit und Krankheit I" (Besuch im Hospiz) sowie „Krise und Krankheit I" des ersten Ausbildungsjahres auf. Parallel wird die Thematik in den Modulen „Frauen in Gesundheit und Krankheit", „Rehabilitative Pflege" sowie „Kind im Krankenhaus" weiter vertieft und an Fallbeispielen exemplarisch bearbeitet.

Die Themen des Moduls werden im zweiten Ausbildungsjahr im Modul „Krise und Krankheit II" (Sterbeprozess und ethische Aspekte am Lebensende) und im dritten Ausbildungsjahr in den Modulen „Pflege als Beruf III" und „Pflege in lebensbedrohlichen Situationen" (Hämatologie und Pflege bei Patienten in der Aplasie-Phase) weiter bearbeitet.

Theorieunterricht: Grundlagen der onkologischen Pflege *Gesamtstunden: 50*	**Std.**	**LLP**	**Dozent aus**
Anatomie/Physiologie • Zellphasenteilung/Apoptose • Tu-Killerzellen • Cancerogene • unter welchen Voraussetzungen entwickeln sich Tu-Zellen?	2	8.4.1 8.4.2 8.4.3	Medizin

Theorieunterricht: Grundlagen der onkologischen Pflege *Gesamtstunden: 50*	**Std.**	**LLP**	**Dozent aus**
Allgemeine Onkologie • Typen von Krebs • Tu-Klassifikation • Tu-Leitsymptome • Metastasen • Diagnostik, Selbstdiagnose, Vorsorgediagnostik • operative Therapiekonzepte (kurativ, palliativ, rekonstruktiv)	2	8.4.1 8.4.2 8.4.3	Medizin
Therapieansätze: Radiologie und Komplementäre Therapie • Strahlenschutz und Strahlentherapie • Diskussion: Komplementäre Therapiemethoden, z. B. biologische Krebsabwehr (Simonton), TCM, Akupunktur, Hypnose	6	8.4.2 10.4.3	Radiologie/ Strahlenschutz Pflegepädagogik
Pharmakotherapie • Zytostase • Immunsuppression	6	8.4.2	Pharmakologie
Pflegeschwerpunkte • Grundsätze der Palliativpflege • Fallbearbeitung: Patienten pflegen, die an Nebenwirkungen der Chemo- und Strahlenbehandlung leiden (POL, 20 Std.) • Brückenpflege	26	5.4.1 5.4.2 5.4.3 5.4.4 5.4.5	Pflegepädagogik Pflegepraxis
Chronischer Schmerz • WHO-Stufenschema, Expertenstandard Schmerzmanagement, alternative/komplementäre Pflege	8	2.4.1	Pflegepädagogik

Praxisaufgabe

Keine.

Lehr-/Lerndesign

Die Schüler bearbeiten einen Fall aus der Praxis nach den Vorgaben des Problemorientierten Lernens (POL). Dabei bringen sie ihre Erfahrungen mit der onkologischen Pflege aus den bisherigen Einsätzen ein. Grundkenntnisse der Bezugswissenschaften (Schmerzforschung, Medizin und Pharmazie) werden durch die entsprechenden Fachleute vermittelt.

Kompetenzen

Personale Kompetenz

Autonomie:

- setzt sich Ziele
- setzt Prioritäten begründet
- trifft Entscheidungen

Eigenverantwortung:

- nimmt Verantwortung für die Ausbildung wahr
- hält Vereinbarungen ein

Lernbereitschaft:

- nutzt Lernmöglichkeiten
- erschließt sich selbstständig neues Wissen
- bringt sich ein bei der Vereinbarung von Lernaufgaben

Fachkompetenz

Fähigkeit, Fachwissen gezielt anwenden:

- erwirbt Kenntnisse über fachspezifische Methoden und Verfahren und wendet sie an
- wählt Methoden situationsgerecht aus

Transferfähigkeit:

- überträgt Konzepte und Erfahrungen auf neue Situationen
- integriert Pflegewissen und Wissen aus den Bezugswissenschaften in vorhandenes Wissen

Methodische Kompetenz

Selbstständigkeit:

- ergreift die Eigeninitiative
- nutzt Medien gezielt für die Erschließung neuen Wissens

3

Soziale Kompetenz

Empathie:

- nimmt Situationen aus Sicht der Betroffenen wahr

Ergebnissicherung

Die Ergebnisse der Fallbearbeitung werden durch die Schüler präsentiert und anschließend in Kleingruppen mit dem Fachlehrer reflektiert.

Literatur

Bäumer R, Maiwald A: Thiemes onkologische Pflege. Stuttgart: Thieme; 2008

Margulies A u. a. (Hrsg.): Onkologische Krankenpflege. Berlin: Springer; 2010

Knipping C (Hrsg.): Lehrbuch Palliative Care. Bern: Huber; 2007

Aulbert E, Nauck F, Radbruch L (Hrsg.): Lehrbuch der Palliativmedizin. Stuttgart: Schattauer; 2007

Kern M: Pflegestandards und Richtlinien in der Palliativpflege. Betreuung und Begleitung von Schwerstkranken und Tumorpatienten. Bonn: Pallia Med; 2006

Student J, Napiwotzky A: Palliativ Care. Wahrnehmen – verstehen – schützen. Stuttgart: Thieme; 2011

3.2.20 Public Health: Gesundheitsprojekt

Modulbeschreibung

Durch die Betonung der Gesundheitspflege im neuen Krankenpflegegesetz gewinnt dieses Modul einen hohen Stellenwert. Nachdem schon zu Beginn der Ausbildung das Gesundheits- und Krankheitsverständnis beleuchtet und die Gesundheit zum Ausgangspunkt zahlreicher Module wurde, geht es nun in der Mitte der zweiten Ausbildungsphase um eine vertiefende Auseinandersetzung mit dem Gesundheitsbegriff sowie um eine Verknüpfung mit der gelebten Praxis innerhalb und außerhalb pflegerischer/therapeutischer Einrichtungen.

In einem zweiwöchigen Projekt erhalten die Schüler Gelegenheit, sich mit eigener Schwerpunktsetzung mit einem selbst gewählten Thema zu beschäftigen. Ein wichtiger Bereich ist das Gesundheitsverhalten von Menschen in der näheren Umgebung. Zu denken ist hierbei an Bereiche wie Ernährung, Sport, Rauchen, Übergewicht, Wohnsituation, Umweltbelastungen o. Ä. Besonderes Augenmerk gilt Angeboten zur Gesundheitsförderung für spezielle Personengruppen in Heidelberg, wie Risikogruppen, Kranke, Behinderte oder Obdachlose.

Die Projektmethode nach Frey (2010) erscheint als probates Instrument zur exemplarischen, vertieften Bearbeitung. Parallel zum Projekt werden grundlegende Inhalte zur Gesundheitstheorie und zu den Aufgabenbereichen der Pflege in der Gesundheitsförderung vermittelt.

Altersspezifische Aspekte

Gesundheitspflege ist ein wichtiges Anliegen in jeder Lebensphase. In den Theorie-Unterrichten werden immer auch die altersspezifischen Gesichtspunkte herausgestellt. Ein Besuch in einer Nachsorgeeinrichtung für onkologisch erkrankte Kinder sensibilisiert zusätzlich für die Belange dieser Altersgruppe. In der Themenauswahl für die Projektarbeit finden sich regelmäßig Themen, die besonders Kinder oder alte Menschen betreffen.

Beziehung zu anderen Modulen

Gesundheit zieht sich als roter Faden durch fast alle Module. Insbesondere die Module „Der Mensch in seinen Lebensphasen", „Gesunde Kinder und Jugendliche", „Alter Mensch in Gesundheit und Krankheit" legen hier wichtige Grundlagen. Eine Weiterführung ist insbesondere in den Modulen „Public Health: Gesundheitsschutz am Arbeitsplatz", „Public Health: gesunde Mütter – gesunde Kinder", „Männer in Gesundheit und Krankheit", „Frauen in Gesundheit und Krankheit", „Familie" sowie „Kultursensible Pflege" vorgesehen.

Theorieunterricht: Public Health: Gesundheitsprojekt *Gesamtstunden: 76*	**Std.**	**LLP**	**Dozent aus**
• Begriffe; Public Health; Rolle der Pflege in der Gesundheitsförderung (4 Std.) • nationale und internationale Ziele der WHO und des ICN (1 Std.) • Gesundheitsverständnis und -förderung im biomedizinischen Modell (2 Std.) • Motivation, Beratung zur Gesundheitsförderung (3 Std.) • Salutogenese (6 Std.) • Pflegeprozess versus Gesundheitsförderung (englisch) (2 Std.) • eigene Gesundheitsförderung der Pflegenden (z. B. Aromatherapie, Klangmassage, Fußreflexzonenmassage) (4 Std.) • Nachsorge von Kindern mit onkologischen Erkrankungen (z. B. Tagesausflug zu den „Waldpiraten Heidelberg") (8 Std.) • Projektstart (3 Std.) • Fixpunkte (3 Std.) • Projektdurchführung (Eigenarbeit) (32 Std.) • Präsentation (6 Std.) • Auswertung Rückblick (2 Std.)		3.4.2 6.4.1 10.4.1 10.4.2 10.4.3 11.4.3	Pflegepädagogik

Praxisaufgaben

Die Praxisaufgabe besteht in der selbstständigen Durchführung des Projektauftrags. Wichtig ist in diesem Zusammenhang, dass die Erkenntnisse nicht ausschließlich aus der Literatur gewonnen werden, sondern dass die Lernenden sich vor Ort in den jeweiligen Bereichen informieren.

Lehr-/Lerndesign

Das Thema wird überwiegend als Projekt vermittelt. Grundlagen sind die Ausführungen von Frey (2010). Die Schüler wählen ihr Thema selbst und finden sich in entsprechenden Gruppen zusammen. Die Begleitung der Schüler durch die Pflegepädagogen bezieht sich auf die Hilfestellung bei der Themenfindung, Bereitstellung benötigter Informationen und regelmäßige Fixpunkte, in denen der aktuelle Stand der Arbeit, das weitere Vorgehen und die Zusammenarbeit thematisiert werden. Die Projektauswertung erfolgt in Form von Präsentationen durch die Schüler am letzten Unterrichtstag. Abschließend erfolgt gemeinsam ein inhaltlicher und methodischer Rückblick auf das abgeschlossene Modul. An einzelnen Tagen findet während der Projektzeit Unterricht zu gesundheitsrelevanten Themen statt. Unter anderem wird auch ein englischsprachiger Fachartikel gelesen und in der Fremdsprache erörtert.

Kompetenzen

Personale Kompetenz

Autonomie:
- setzt sich Ziele
- reagiert flexibel auf situative Anforderungen
- setzt Prioritäten begründet
- trifft Entscheidungen

Selbstreflexivität:
- nimmt eigene Erwartungen und Einstellungen wahr und steht dazu
- zieht Schlüsse für den Lernbedarf und das eigene Handeln
- kennt eigene Stärken und Schwächen

Eigenverantwortung:
- nimmt Verantwortung für die Ausbildung wahr
- übernimmt Verantwortung für die eigene Gesundheit

Lernbereitschaft:
- zeigt Interesse an Lernangeboten
- nutzt Lernmöglichkeiten
- erschließt sich selbstständig neues Wissen
- bringt sich ein bei der Vereinbarung von Lernaufgaben
- übernimmt Verantwortung für die eigene Leistungskontinuität

Fachkompetenz

Fähigkeit, Fachwissen anzuwenden:
- wendet die pflegerische Fachsprache an
- versteht englische Fachsprache

Problemlösungsfähigkeit:
- orientiert Handeln an den Problemen, Zielen und Organisationsbedingungen
- handelt bei Bedarf Kompromisse aus

Methodische Kompetenz

Analysefähigkeit:
- erfasst und beachtet die individuelle Situation der Menschen
- erkennt aktuelle und stehende Probleme und zieht daraus sinnvolle Schlüsse

Selbstpflegefähigkeit:
- erkennt die eigene Leistung an
- erkennt eigene Grenzen rechtzeitig
- schützt sich vor Überforderung

Soziale Kompetenz

Empathie:
- nimmt Situationen aus Sicht der Betroffenen wahr

Ergebnissicherung

Durch Fixpunkte während der Vorbereitung, mündliche Rückmeldung zur Präsentation sowie ein Auswertungsgespräch in der Gruppe erhalten die Schüler umfangreiche Rückmeldungen zur Einschätzung ihrer Leistung.

Literatur

Bopp A, Kameda G: Unser Kind hat Krebs. Was können wir tun? Stuttgart: Urachhaus; 2011

Brieskorn-Zinke M: Gesundheitsförderung in der Pflege. Ein Lehr- und Lernbuch zur Gesundheit. Stuttgart: Kohlhammer; 2006

Brieskorn-Zinke M: Public Health Nursing. Der Beitrag der Pflege zur Bevölkerungsgesundheit. Stuttgart: Kohlhammer; 2007

Frey K: Die Projektmethode. Der Weg zum bildenden Tun. Weinheim: Beltz; 2010

Hoefert H-W, Klotter C (Hrsg.): Gesunde Lebensführung. Kritische Analyse eines populären Konzepts. Bern: Huber; 2011

von Musil J: Pflege der Gesundheit oder Versorgung Unheilbarer? Palliative Care und Salutogenese in der Altenpflege. Marburg: Tectum; 2011

Niehoff J-U: Gesundheitssicherung, Gesundheitsversorgung, Gesundheitsmanagement. Grundlagen, Ziele, Aufgaben, Perspektiven. Berlin: Medizinisch Wissenschaftliche Verlagsgesellschaft; 2007

Rosenbrock R, Gerlinger T: Gesundheitspolitik. Eine systematische Einführung. Bern: Huber; 2006

Schölkopf M: Das Gesundheitswesen im internationalen Vergleich. Gesundheitssystemvergleich und die europäische Gesundheitspolitik. Berlin: Medizinisch Wissenschaftliche Verlagsgesellschaft; 2010

Wydler H, Kolip P, Abel T (Hrsg.): Salutogenese und Kohärenzgefühl. Grundlagen, Empirie und Praxis eines gesundheitswissenschaftlichen Konzepts. Weinheim: Juventa; 2010

3.2.21 Public Health: gesunde Mütter – gesunde Kinder

Modulbeschreibung

Das Modul „Public Health: gesunde Mütter – gesunde Kinder“ ist in der zweiten Ausbildungsphase angesiedelt und befasst sich mit der physiologischen Schwangerschaft. Die Lernenden setzen sich mit der vielfältigen Bedeutung einer Schwangerschaft für die Frau und ihren Partner sowie mit der Förderung der Beziehungsbildung innerhalb des Familiensystems auseinander.

Die Schüler organisieren eigenständig ein zweiwöchiges Praktikum bei einer freiberuflichen Hebamme. Sie befassen sich einerseits mit der Wochenpflege im häuslichen Bereich und lernen andererseits das Arbeitsfeld einer anderen, selbstständig arbeitenden Berufsgruppe kennen. Sie reflektieren den Bezug zum Pflegeberuf und vertiefen ihr Verständnis von Gesundheit und Prävention am Beispiel der Schwangerenvorsorge sowie der Geburtsvor- und -nachbereitung. Die theoretischen Inhalte werden von einer Hebamme unterrichtet.

Altersgruppenspezifische Aspekte

Im Mittelpunkt steht die junge Erwachsene mit ihrem neugeborenen Kind. Sowohl die Betreuung der Mutter wie auch die Versorgung des Kindes werden im Kontext der Familiensituation fokussiert.

Beziehung zu anderen Modulen

Das Modul findet gezielt in der zweiten Ausbildungsphase statt und steht inhaltlich im engen Zusammenhang mit den Modulen „Public Health: Gesundheitsprojekt“ und „Public Health: Gesundheitsschutz am Arbeitsplatz“. Die Lernenden setzen sich vertieft mit öffentlicher Gesundheit und deren unterschiedlichen Schwerpunkten auseinander. Die Themen des Moduls „Pflege als Beruf I“ werden an dieser Stelle wieder aufgenommen und inhaltlich vertieft (Wahrnehmung der Pflege aus unterschiedlichen Perspektiven, Rolle der Pflege, Auseinandersetzung mit anderen Berufsgruppen).

Theorieunterricht: Public Health: gesunde Mütter – gesunde Kinder *Gesamtstunden: 32*	**Std.**	**LLP**	**Dozent aus**
Pflege von Wöchnerinnen und Neugeborenen • Bedeutung des Geburtserlebens für die direkte postpartale Phase • Pflege der Frau in der postpartalen Phase • Nachsorge von Mutter und Kind - Überwachung der Mutter - Versorgung des Neugeborenen • Förderung der Beziehungsbildung Mutter-Kind-Vater - Rooming-in: Definition und Formen • Erwartungen der Mutter und ihrer Angehörigen an die professionelle Wochenpflege • Mobilisation und körperliche Schonung im Wochenbett • Förderung und Überwachung der Rückbildungsvorgänge - Beobachtung von Lochialfluss und Fundusstand - Intimhygiene und Dammpflege im Wochenbett • Pflege von Frauen nach Schnittentbindung - spezielle Aspekte der postoperativen Pflege der Wöchnerin • Stillen und Stillberatung - Förderung der Stillbeziehung - Stillvorgang und Stilltechnik - Ernährungs- und Gesundheitsberatung der stillenden Frau - Stillprobleme/Stillgefahren	14	2.4.8 2.4.9 2.4.12 2.4.14 3.4.2 3.4.3 8.4.2	Hebammenwesen
Geburtshilfe • Physiologie der Fortpflanzung - Befruchtung, Implantation und Frühentwicklung - Bau und Funktion der Plazenta - physiologische Veränderungen in der Schwangerschaft - pathologische Veränderungen in der Schwangerschaft - Plazentainsuffizienz, EPH-Gestose, Blutungen in der Schwangerschaft, Abort, Extrauteringravidität, Plazenta praevia, vorzeitige Lösung • Schwangerschaftsvorsorge - Möglichkeiten der manuellen und apparativen Überwachung der normalen und der Risikoschwangerschaft • Physiologie der Geburt - Wehen, Geburtsmechanik, Ablauf der normalen Geburt • perinatale Betreuung und Überwachung • Pathologie der Geburt - Lageanomalien, Wehenanomalien, operative Entbindung, Störungen der Nachgeburtsperiode, Notfallsituationen • physiologische und pathologische Veränderungen im Wochenbett • Mutterschutzgesetz, Anzeige von Geburten	18	1.4.3 3.4.2 3.4.3 8.4.1 8.4.2	Hebammenwesen

Praxisaufgaben

Die Lernenden schreiben ihre im Praktikum gemachten Erfahrungen und den damit verbundenen Praxisauftrag in Form eines Lerntagebuches nieder. Beobachtet werden soll u. a. die Beziehungsbildung einer jungen Familie (Mutter-Kind-Vater-Geschwister). Die Rückmeldung durch die Fachlehrerin erfolgt in Form eines schriftlichen Kommentars.

Lehr-/Lerndesign

Die genannten Inhalte werden überwiegend in konventioneller Unterrichtsform vermittelt und diskutiert. Zudem bringen die Schüler ihre Erfahrungen aus dem Einsatz bei der freiberuflichen Hebamme in den Unterricht ein und reflektieren diese gemeinsam in der Gruppe. Das Lerntagebuch wird von den Lernenden individuell gestaltet und dient der persönlichen Reflexion dessen, was im Praktikum gelernt wurde.

Kompetenzen

Personale Kompetenz

Selbstreflexivität:
- nimmt eigene Erwartungen und Einstellungen wahr und steht dazu
- zieht Schlüsse für den Lernbedarf und das eigene Handeln
- kennt eigene Stärken und Schwächen
- reflektiert die eigene Entwicklung
- reflektiert die berufliche Entwicklung

Fachkompetenz

Fähigkeit, Fachwissen anzuwenden:
- erwirbt Kenntnisse über fachspezifische Methoden und Verfahren und wendet sie an
- wählt Methoden situationsgerecht aus
- wendet die pflegerische Fachsprache an

Methodische Kompetenz

Psychomotorische Fähigkeiten:
- kann die eigenen Fähigkeiten einschätzen und trainieren
- wendet Ausgleichsmethoden rechtzeitig an

Soziale Kompetenz

Beziehungsfähigkeit:
- geht die beruflichen Beziehungen ein
- gestaltet die Beziehungen verlässlich
- hält Beziehungen aufrecht
- kann Beziehungen abschließen
- geht reflektiert mit Nähe und Distanz um

Teamfähigkeit:
- baut Arbeitsbeziehungen auf
- knüpft Kontakte in der Gruppe und berufsübergreifend
- lernt aus unterschiedlichen Perspektiven
- zeigt Rücksichtnahme in belastenden Situationen

Empathie:
- nimmt Situationen aus Sicht der Betroffenen wahr
- wendet sich fürsorglich den Patienten zu
- achtet die individuellen Bedürfnisse, die Intimsphäre
- verhält sich kongruent

Ergebnissicherung

Das Lerntagebuch dient zur individuellen Einschätzung des Leistungsstands. Die theoretischen Inhalte der Geburtshilfe und der Pflege der Wöchnerinnen können im Rahmen einer Fallsituation überprüft werden.

Literatur

Biancuzzo M: Stillberatung. Mutter und Kind professionell unterstützen. München: Elsevier; 2004

Breckwoldt M, Kaufmann M, Pfleiderer A: Gynäkologie und Geburtshilfe. Stuttgart: Thieme; 2007

Deutscher Hebammenverband e. V. (Hrsg.): Entspannt erleben. Babys 1. Jahr. Alles Wichtige: Ernährung, Schlafen, gesunde Entwicklung, Pflege. Stuttgart: Trias; 2011

Deutscher Hebammenverband e. V. (Hrsg.): Das Neugeborene in der Hebammenpraxis. Stuttgart: Hippokrates; 2010

Module

Dibbern J: Geborgene Babys – Beziehung statt Erziehung. Winsen: Anahita; 2006
Diedrich K: Gynäkologie und Geburtshilfe. Berlin: Springer; 2006
Fallaci O: Brief an ein nie geborenes Kind. Frankfurt/Main: Fischer; 2002
Fehrenbach L: Die Geburt – Aus der Hebammenpraxis. Stuttgart: Urania; 2002
Fischer H: Atlas der Gebärhaltungen. Stuttgart: Hippokrates; 2007
Fraser D M, Cooper M A (Hrsg.): Myles' Textbook for Midwives. London: Churchill Livingstone; 2009
Garland D: Das Wassergeburten-Buch. Ein Handbuch für die Hebammenpraxis. Bern: Huber; 2004
Goerke K: Taschenatlas der Geburtshilfe. Stuttgart: Thieme; 2006
Goerke K, Junginger C: Gynäkologie und Geburtshilfe. Lehrbuch und Atlas für Pflegende und Hebammen. München: Elsevier; 2010
Harder U: Wochenbettbetreuung in der Klinik und zu Hause; Stuttgart: Hippokrates; 2011
Jahn-Zöhrens U: Entspannt erleben: Babys 1. Jahr. Stuttgart: Trias; 2005
Kitzinger S: Schwangerschaft und Geburt. Das umfassende Handbuch für werdende Eltern. München: Dorling Kindersley; 2005
Klein M: Ich bin schwanger: ganz entspannt. Reinbek: Rowohlt; 2002
Leboyer F: Das Geheimnis der Geburt erzählt von Frederick Leboyer. München: Kösel; 2001
Lessing D: Das fünfte Kind. Hamburg: Hoffmann und Campe; 2010
Mändle C, Opitz-Kreuter S, Wehling A: Das Hebammenbuch. Lehrbuch der praktischen Geburtshilfe. Stuttgart: Schattauer; 2007
Oblasser C: Der Kaiserschnitt hat kein Gesicht – Fotobuch, Wegweiser und Erfahrungsschatz aus Sicht von Müttern und geburtshilflichen Expertinnen. Salzburg: Riedenburg; 2008
Odent M: Es ist nicht egal, wie wir geboren werden. Risiko Kaiserschnitt. Meilen: Walter; 2005
Richter R, Schäfer E: Das Papa-Handbuch. Alles, was Sie wissen müssen zu Schwangerschaft, Geburt und dem ersten Jahr zu dritt. München: Gräfer und Unzer; 2005
Tucker S M: Pflegestandards in der Gynäkologie und Geburtshilfe. Bern: Huber; 2000
Wacker J, Bastert G, Sillem M: Therapiehandbuch Gynäkologie und Geburtshilfe. Berlin: Springer; 2007

3.2.22 Public Health: Gesundheitsschutz am Arbeitsplatz

Modulbeschreibung

Nachdem im Modul „Public Health: Gesundheitsprojekt" die Möglichkeiten zur persönlichen Gesunderhaltung im Fokus standen, werden nun in der zweiten Hälfte der zweiten Ausbildungsphase Fragen zu Auswirkungen von Arbeit auf die Gesundheit und das Gesundheitsverhalten der Beschäftigten thematisiert. Gesellschaftliche und gesundheitspolitische Voraussetzung für diese Auseinandersetzung ist die Kenntnis der Strukturen und Merkmale der modernen Arbeitswelt und ihres Wandels wie auch der Grundlagen zur Arbeitsorganisation in Betrieben. Das Modul thematisiert Möglichkeiten der Prävention im Rahmen von Arbeitsmedizin, Arbeitsschutz und Sozialarbeit. Es beinhaltet eine theoretische Vorbereitung, eine Praxisphase in der betriebsärztlichen Praxis eines Großbetriebs mit Bearbeitung eines speziellen Arbeitsauftrags und eine Auswertungsphase. Das jeweilige Praxisfeld wird von den Lernenden selbst erschlossen und organisiert. Als praktische Vorbereitung werden verschieden Formen der Blutentnahme unterrichtet und geübt.

Altersgruppenspezifische Aspekte

Der Mensch im berufsfähigen Alter steht im Mittelpunkt dieses Moduls. Aspekte von Kindern oder alten Menschen werden nur am Rande thematisiert.

Beziehung zu anderen Modulen

Das Modul knüpft an die Module „Public Health: Gesundheitsprojekt", „Der gesunde Mensch in seinen Lebensphasen", „Wohlbefinden fördern" und „Bewegung und Belastbarkeit II“ an. Die Lernenden haben sich bis dahin überwiegend mit Gesundheit und Krankheit im Kontext der Medizin und des Krankenhauses beschäftigt. In den Modulen „Ambulante Pflege“ und „Public Health: Gesunde Mütter, gesunde Kinder“ haben sie die Aufgaben der Pflege im häuslichen Umfeld thematisiert. Nun erweitert sich das Blickfeld um die sozialmedizinische und arbeitsmedizinische Perspektive.

Theorieunterricht: Public Health: Gesundheitsschutz am Arbeitsplatz *Gesamtstunden: 40*	**Std.**	**LLP**	**Dozent aus**
Bedeutung und Wirkung von Arbeit • Information/Einsatzvorbereitung (1 Std.) • Funktion und Wert von Arbeit (2 Std.) - Bewertung von Arbeit und Persönlichkeit - Wandel der Arbeitswelt - Arbeit – notwendiges Übel oder zentrale Lebensäußerung? • betriebliche Gesundheitspolitik (2 Std.) - menschengerechte Arbeitsgestaltung - Verhältnis- und Verhaltensprävention - betriebliche Gesundheitszirkel • Gefährdungsanalyse (4 Std.) - Belastungs-Beanspruchungs-Modell der Arbeit - Folgen negativer Beanspruchung - Über- und Unterforderung - Monotonie, Ermüdung, psychische Sättigung, herabgesetzte Wachsamkeit - Gestaltung von Arbeit nach dem Belastungs- Beanspruchungs-Modell • Gesundheitsschutz am Arbeitsplatz (4 Std.) - Ziele des Gesundheitsschutzes - Beschwerden und Berufskrankheiten - psychische Belastungen - Präventionsstrategien aus dem Belastungs-Beanspruchungs-Modell • Belastungs- und Stressforschung (4 Std.) - Burn-out in der Pflege - Grundkonzepte psychologischer Stressforschung - Maßnahmen gegen Stress und zur Förderung von Gesundheit, Verhältnisprävention und Verhaltensprävention bei Stress - Organisationsbezogene Maßnahmen zur Reduktion von Stressoren und zur Erhöhung der Ressourcen - personbezogene Maßnahmen zur Reduktion von Stressoren und Stressreaktionen und zum Aufbau von Ressourcen • Arbeitsmedizin (6 Std.) - Arbeitssicherheitsgesetz - Aufgaben und Stellung des Arbeitsmediziners im Betrieb - Arbeitsmedizinisches Fachpersonal - Gestaltung von Arbeitsplätzen - Gesundheitsbelastung durch Lärm - Gesundheitsbelastung durch gefährliche Arbeitsstoffe - Belastungen der Haut	29	1.4.4 2.4.2 2.4.5 2.4.9 2.4.14 8.4.1 9.4.2 9.4.3 10.4.1 10.4.3 10.4.4 11.4.2	Pflegepädagogik

Module

Theorieunterricht: Public Health: Gesundheitsschutz am Arbeitsplatz *Gesamtstunden: 40*	Std.	LLP	Dozent aus
• Spezielle Problemfelder (2 Std.) • Belastung durch moderne Industriearbeit, Suchtproblematik, Bedrohung Arbeitslosigkeit, Stichverletzungen bei Krankenpflegepersonal i.v.- und i.m.-Injektionen (in Kleingruppen, 4 Std.)			
Einsatzauswertung • Studienzeit für Referat (5 Std.) • Präsentation des Referats und Auswertung des Werkeinsatzes (4 Std.)	9		
• Übung: Blutentnahme	2		

Praxisaufgaben

Die Schüler bearbeiten schriftlich während ihres Praxiseinsatzes ein Thema zur Gesundheitsförderung am Arbeitsplatz. Möglich sind z. B. Aufgaben einer Werksambulanz, Auswirkung von Arbeitsbelastungen und deren Prävention, Katastrophenschutz, Aufgaben des Sozialdienstes, Suchtproblematik am Arbeitsplatz, Umsetzung des Jugendarbeitsschutzgesetzes, Arbeitszeitregelung und deren Umsetzung im Betrieb, Organisation der Kantinen, Gesundheitsförderung durch angemessene Ernährung, Gefahrenstoffe und der Umgang damit im Betrieb, Sicherheitsmaßnahmen aufgrund von Unfallverhütungsvorschriften. Nach dem Ende des Einsatzes stellen die Schüler ihre gewonnenen Erkenntnisse in Form eines Referates der Klasse vor.

Lehr-/Lerndesign

Schwerpunkt ist die eigenständige Organisation des Praxiseinsatzen sowie die Erarbeitung und Präsentation des Praxisauftrages. Neben den Theorie-Unterrichten wird eine Übung zur Blutentnahme durchgeführt, da diese Fertigkeit von den Betrieben häufig vorausgesetzt wird.

Kompetenzen

Personale Kompetenz

Autonomie:
- trifft Entscheidungen

Selbstreflexivität:
- reflektiert die berufliche Entwicklung

Eigenverantwortung:
- nimmt Verantwortung für die Ausbildung wahr
- übernimmt Verantwortung für die eigene Gesundheit

Fachkompetenz

Transferfähigkeit:
- überträgt Konzepte und Erfahrungen auf neue Situationen
- integriert Pflegewissen und Wissen aus den Bezugswissenschaften in vorhandenes Wissen
- erfasst Auswirkungen auf die Weiterentwicklung des Berufs

Methodische Kompetenz

Psychomotorische Fähigkeiten:
- kann die eigenen Fähigkeiten einschätzen und trainieren
- wendet Ausgleichsmethoden rechtzeitig an

Selbstpflegefähigkeit:
- erkennt die eigene Leistung an
- erkennt eigene Grenzen rechtzeitig
- schützt sich vor Überforderung

Soziale Kompetenz

Rollenflexibilität:

- nimmt die eigenen Rolle in unterschiedlichen Zusammenhängen wahr
- nimmt die Rollen anderer bewusst wahr und kann sie einschätzen

Ergebnissicherung

Ein konkreter Praktikumsplatz ist organisiert. Das Referat ist termingerecht abgegeben, und die Inhalte sind im Gesamtkurs präsentiert worden. Die Referierenden erhalten eine schriftliche und mündliche Rückmeldung zu Inhalten und Präsentation ihrer Referate.

Literatur

Berufsgenossenschaft für Gesundheitsdienst und Wohlfahrtspflege (Hrsg.): Gefährdungsbeurteilung in Kliniken. Hamburg: BGW; 2008

Brendt D, Sollmann C: Burnout am Arbeitsplatz. Symptombeschreibung – Auslösende Bedingungen – Prophylaxe – Therapie. Renningen: expert; 2011

Bundesanstalt für Arbeitsschutz und Arbeitsmedizin (Hrsg.): Psychische Belastung und Beanspruchung im Berufsleben. Erkennen – Gestalten. Berlin: Eigenverlag; 2006

Bundesanstalt für Arbeitsschutz und Arbeitsmedizin (Hrsg.): Lärm in Bildungsstätten. Berlin: Eigenverlag; 2006

Bundesanstalt für Arbeitsschutz und Arbeitsmedizin (Hrsg.): Gestaltung der Arbeitszeit im Krankenhaus. Berlin: Eigenverlag; 2006

Bundesanstalt für Arbeitschutz und Arbeitsmedizin (Hrsg.): Leitfaden zur erfolgreichen Durchführung von Gesundheitsförderungsmaßnahmen im Betrieb. Schwerpunkt: Muskel-Skeletterkrankungen. Hannover: Verlag für neue Wissenschaft; 2006

Domnowski M: Burnout und Stress in Pflegeberufen. Mit Mental-Training erfolgreich aus der Krise. Hannover: Schlütersche; 2010

Enderle G, Seidel H-J: Arbeitsmedizin Kurs A–C. Fort- und Weiterbildung. München: Elsevier; 2004

Faller G. (Hrsg.): Lehrbuch betriebliche Gesundheitsförderung. Bern: Huber; 2010

Kring B: Bewältigung von Arbeitsbelastungen im Arbeits- und Lebenszusammenhang von abhängig Beschäftigten am Beispiel von VW-Arbeitern. München: GRIN; 2007

Marcus B: Personalpsychologie. Wiesbaden: Verlag für Sozialwissenschaften; 2011

Schubert A, Koch T: Infusionen und Injektionen. Schritt für Schritt in Wort und Bild. München: Elsevier; 2010

Schuler H (Hrsg.): Lehrbuch Organisationspsychologie. Bern: Huber; 2007

Seidel H J, Bittighofer P M: Checkliste Arbeits- und Betriebsmedizin. Stuttgart: Thieme; 2002

Spicker I, Schopf A: Betriebliche Gesundheitsförderung erfolgreich umsetzen. Praxishandbuch für Pflege- und Sozialdienste. Wien: Springer; 2007

3.2.23 Kommunikation in schwierigen Situationen

Modulbeschreibung

In der Ausbildung setzen sich die Schüler mit vielen sehr unterschiedlichen Teams, Arbeitsweisen, Patienten mit verschiedenen Krankheitsbildern und Familienkonstellationen auseinander. Um diese Anforderungen im beruflichen Alltag bewältigen zu können, benötigen sie eine ausgeprägte kommunikative Kompetenz, ein hohes Maß an Flexibilität und problemorientierten Lösungs- und Handlungsstrategien. Nachdem sie in der ersten Ausbildungsphase die unterschiedlichsten Erfahrungen gemacht haben, scheint nun der Zeitpunkt zu Beginn der zweiten Ausbildungsphase geeignet, aufgetretene Konflikte, Probleme und Kommunikationsstörungen zu reflektieren und zu bearbeiten. Eine grundsätzliche Voraussetzung ist die Bereitschaft, sich auf die Metaebene dieser Situationen zu begeben, so dass theoretische Zusammenhänge mit dem Verhalten der betroffenen Personen und der eigenen Rolle in Verbindung gebracht werden können.

Altersgruppenspezifische Aspekte

Die Schüler bearbeiten aktuelle Kommunikationssituationen aus ihrer aktuellen Praxis, unabhängig davon, ob es sich dabei um Situationen mit Kindern, Erwachsenen oder alten Menschen handelt.

Beziehungen zu anderen Modulen

Das Modul baut auf den gesamten Kenntnissen und Erfahrungen der ersten Ausbildungsphase auf. Insbesondere die Lernerfahrungen aus den Modulen „Wahrnehmen, Kennen lernen, in Beziehung treten" und „Krise und Krankheit" werden vertieft. Das Modul bietet die Grundlage für die Weiterarbeit in verschiedenen Modulen wie „Begegnung mit Krise und Krankheit" oder „Kultursensible Pflege".

Theorieunterricht: Kommunikation in schwierigen Situationen *Gesamtstunden: 38*	**Std.**	**LLP**	**Dozent aus**
• Einführung, Themenfindung	2		Pflegepädagogik
• Bearbeitung aktueller Situationen (16 Std.) - Verknüpfung mit erarbeiteter Theorie - Entwicklung von Lösungsstrategien anhand kollegialer Beratung - Vorbereitung der Präsentationen • Präsentationen der Arbeit der Arbeitsgruppen (4 Std.) • mögliche Themen: - Kommunikation in der professionellen Beziehung - Kommunikation im multiprofessionellen Team - Angst - Aggression und Gewalt - Konflikte (im Team, mit Patienten, Rollenkonflikte) - Tabuthemen (Sexualität, Mobbing, Sterben, Ekel)	20	2.4.9 3.4.3 10.4.3 10.4.5 12.4.2	Pflegepädagogik
• Themen, die nicht für die Fallsituationen ausgewählt wurden	8	s. o.	Pflegepädagogik
• Hausarbeit: Bearbeitung einer persönlich erlebten Fallsituation aus der Praxis (Studienzeit)	8	11.4.4	

Praxisaufgaben

Die Praxisaufgabe dient der Anwendung und individuellen Anwendung der bearbeiteten Inhalte in einem der Einsatzbereiche Pädiatrie, Psychiatrie, Rehabilitation oder Gynäkologie. Die Lernenden erstellen eine schriftliche Hausarbeit, in der sie eine Situation mit Patienten, eine Situation in der Zusammenarbeit mit dem therapeutischen Team oder eine berufsbezogene persönliche Fragestellung bearbeiten.

Dabei geht es um die Darstellung der Situation, eine Analyse der Rahmenfaktoren, die diese Situation kennzeichnen, sowie um die Erarbeitung der Theorie und die Entwicklung von Handlungsstrategien, die sich aus der Situationsanalyse ergeben.

Lehr-/Lerndesign

Durch die eigenverantwortliche und selbstgesteuerte Bearbeitung von Praxisbeispielen in Kleingruppen sollen die Schüler die Möglichkeit zur Entwicklung und Erweiterung ihres Wissens und Könnens erhalten. Sie erarbeiten sich Handlungs-, Problemlösungs- und Konfliktlösungsstrategien in unterschiedlichen Situationen. Dies geschieht in einem ersten Schritt durch den fallbezogenen Austausch in moderierten Arbeitsgruppen. Durch das gemeinsame Erarbeiten der theoretischen Hintergründe und durch das gemeinsame Entwerfen möglichst vieler unterschiedlicher Handlungsalternativen wird der Prozess vertieft.

Diese Vorgehensweise gibt den Schülern die Möglichkeit, in einem eher geschützten Rahmen Tabuthemen der Pflege wie Sexualität, Ekel, Angst, Aggression, Mobbing etc. zu bearbeiten, bevor sie im Plenum präsentiert werden. Der Schwerpunkt liegt dabei auf Beziehungsgestaltung, Kommunikation und Zusammenarbeit mit Patienten, Angehörigen und im multiprofessionellen Team.

Durch die Zusammenführung aller Fälle, der theoretischen Hintergründe und individuellen Konfliktlösungsansätze und die gemeinsame Besprechung der Präsentationen wird den Schülern eine breite Palette besonderer Situationen in der Pflege vermittelt. Sie erfahren, dass es für Probleme und Konflikte nicht ausschließlich „eine richtige" Lösung gibt. Die Vielfalt der Lösungsalternativen soll von Gefühlen der Hilflosigkeit und Überforderung ablenken und die Handlungsfähigkeit der Schüler erhalten.

Die Vorgehensweise und die Ergebnisse bieten wiederum die Grundlage für die individuelle Bearbeitung von Kommunikationssituationen in den abschließenden Hausarbeiten.

Das Modul hat seinen Schwerpunkt in der schülerzentrierten Haltung. Die Themenauswahl des Moduls wird von den Schülern mit Hilfe von Moderation selbst gewählt. Der Kern der Kleingruppenarbeit liegt im selbstgesteuerten Lernen anhand der Methode der Kollegialen Beratung. Dabei findet das Lernen auf der persönlich-reflektiven, der theorie- und sachbezogenen sowie auf der gruppendynamischen Ebene statt. Die Kleingruppenarbeit wird kontinuierlich durch die Lehrenden begleitet. Nicht in den Kleingruppen bearbeitete Themen werden anschließend in weiteren Lerneinheiten unterrichtet.

Kompetenzen

Personale Kompetenz

Autonomie:

- setzt Prioritäten begründet
- reagiert flexibel auf situative Anforderungen
- trifft Entscheidungen

Lernbereitschaft:

- ist bereit, aus eigenen und fremden Erfahrungen zu lernen
- nutzt Lernmöglichkeiten
- erschließt sich selbstständig neues Wissen

Fachkompetenz

Transferfähigkeit:

- übertragt Konzepte und Erfahrungen auf neue Situationen
- integriert Pflegewissen und Wissen aus den Bezugswissenschaften in vorhandenes Wissen

Problemlösungsfähigkeit:

- orientiert Handeln an den Problemen, Zielen und Organisationsbedingungen

Soziale Kompetenz

Teamfähigkeit:

- lernt aus unterschiedlichen Perspektiven
- leistet einen Beitrag zu gemeinsamen Diskussionen und Beschlüssen

Konfliktfähigkeit:

- nimmt Konflikte wahr und spricht sie an
- trägt aktiv zu konstruktiven Lösungen bei
- äußert den eigenen Standpunkt
- bewältigt Konflikte, ggf. mit Hilfe von außen

Kritikfähigkeit:

- nimmt Kritik an und setzt sich konstruktiv damit auseinander
- hinterfragt Kritik
- lernt aus berechtigter Kritik
- weist ungerechtfertigte Kritik angemessen zurück
- äußert Kritik an anderen sachlich und situationsbezogen

Empathie:
- nimmt Situationen aus Sicht der Betroffenen wahr

Ergebnissicherung

Die Schüler erhalten eine schriftliche Rückmeldung zu ihrer Hausarbeit.

Literatur

Abt-Zegelin A, Schnell M: Sprache und Pflege. Bern: Huber; 2005

Brandenburg H (Hrsg.): Kooperation und Kommunikation in der Pflege. Ein praktischer Ratgeber für Pflegeberufe. Hannover: Schlütersche; 2004

Drude C (Hrsg.): Geistes- und Sozialwissenschaften. Kurzlehrbuch für Pflegeberufe. München: Elsevier; 2008

Duxbury J: Umgang mit schwierigen Klienten – leicht gemacht. Bern: Huber; 2002

Elzer M, Sciborski C: Kommunikative Kompetenzen in der Pflege. Theorie und Praxis der verbalen und nonverbalen Interaktion. Bern: Huber; 2007

Gerrig R, Zimbardo P: Psychologie. München und Boston: Addison Wesley/Pearson; 2008

Glasl F: Konfliktmanagement. Ein Handbuch für Führungskräfte, Beraterinnen und Berater. Stuttgart: Freies Geistesleben; 2011

Haug C V, Haug C: Erfolgreich im Team. Praxisnahe Anregungen für effizientes Teamcoaching und Projektarbeit. München: dtv; 2008

Herwig-Lempp J: Ressourcenorientierte Teamarbeit. Systemische Praxis der kollegialen Beratung. Ein Lern- und Übungsbuch. Göttingen: Vandenhoeck & Ruprecht; 2009

Herzig-Walch G: Kommunikation in der Pflege. Ein Ansatz zur Verbesserung der kommunikativen Kompetenz von Pflegepersonal. Kassel: University Press; 2009

Hornung R, Lächler J: Psychologisches und soziologisches Grundwissen für Gesundheits- und Krankenpflegeberufe. Weinheim: Beltz; 2005

Marmet O: Ich und du und so weiter. Kleine Einführung in die Sozialpsychologie. Weinheim: Beltz; 2011

Nolting H-P, Paulus P: Psychologie lernen. Eine Einführung und Anleitung. Weinheim: Beltz; 2009

Oelke U (Hrsg.): In guten Händen – Gesundheits- und Krankenpflege, Gesundheits- und Kinderkrankenpflege. Berlin: Cornelsen; 2008

Ringel D: Ekelgefühle in der Pflege. Eine gewaltige Emotion. Frankfurt/Main: Mabuse; 2000

Sachweh S: Noch ein Löffelchen? Effektive Kommunikation in der Altenpflege. Bern: Huber; 2005

Schulz von Thun F: Miteinander reden 1–3. Störungen und Klärungen. Stile, Werte und Persönlichkeitsentwicklung. Reinbek: Rowohlt; 2011

Schwarz G: Konfliktmanagement. Konflikte erkennen, analysieren, lösen. Wiesbaden: Gabler; 2009

Stemmer R: Grenzkonflikte in der Pflege. Patientenorientierung zwischen Umsetzungs- und Legitimitätsschwierigkeiten. Frankfurt/Main: Mabuse; 2001

Wehner L, Brinek T, Herdlitzka M: Kreatives Konfliktmanagement im Gesundheits- und Krankenpflegebereich. Gesunde zwischen Menschlichkeit. Wien: Springer; 2010

Will F: Was bremst mein Team? 20 Situationen und ihre Lösungen. Weinheim: Beltz; 2002

3.2.24 Männer in Gesundheit und Krankheit

Modulbeschreibung

Gesundheits- und Krankenpflege ist auch heute noch ein Beruf, der überwiegend von Frauen ausgeübt wird. In diesem Modul soll die besondere Situation männlicher Angehöriger des Pflegeberufs thematisiert und hinterfragt werden. Die Lernenden werden für Problemstellungen, die sich für männliche Schüler und Pfleger aus ihrer Geschlechterrolle ergeben, sensibilisiert. Das Modul soll auch hier Verständnis schaffen und Empathie sowie Problemlösungsfähigkeit fördern. Teamfähigkeit, Beziehungsfähigkeit und Selbstreflexivität werden gestärkt. Ein zweiter Fokus liegt auf den geschlechtsspezifischen Besonderheiten, die sich aus der Pflege männlicher Patienten ergeben können. In Form eines Projektes erarbeiten die Schüler verschiedene selbstgewählte Inhalte aus beiden Bereichen. Ergänzend werden nicht gewählte Themen durch Pflegepädagogen unterrichtet.

Altersgruppenspezifische Aspekte

Die geschlechtsspezifische Sozialisierung von Kindern und Jugendlichen spielt eine nicht unerhebliche Rolle bei der Berufswahl. Ein anderer Aspekt des Moduls betrifft die Situation älterer Männer in Pflegeeinrichtungen, die sich in ihren Angeboten meist an den Bedürfnissen der zahlenmäßig sehr viel stärker vertretenen Gruppe der Frauen orientieren.

Beziehung zu anderen Modulen

Das Modul steht in der Mitte der zweiten Ausbildungsphase. Die Schüler haben bereits Erfahrungen im klinischen und ambulanten Pflegebereich gesammelt und hierbei sowohl Kollegen als auch Patienten des „starken Geschlechts“ kennengelernt. Insbesondere in den Modulen „Pflege als Beruf I“ und „Public Health: Gesundheitsprojekt“ wurden Grundlagen für die Thematik gelegt. Vorbereitung, Durchführung und Präsentation von Projekten wurde insbesondere in den Modulen „Orientierung und Organisation I und II“ sowie in „Public Health: Gesundheitsprojekt“ geübt. Eine weitere Bearbeitung bzw. Vertiefung der geschlechtsspezifischen Fragestellungen ergibt sich insbesondere in den Modulen „Frauen in Gesundheit und Krankheit“, „Familie“ und „Public Health: Arbeitsmedizin“.

Theorieunterricht: Männer in Gesundheit und Krankheit *Gesamtstunden: 22*	**Std.**	**LLP**	**Dozent aus**
• Einführung; Themenfindung	2		Pflegepädagogik
Männer als zu Pflegende • Bedürfnisse von Bewohnern in Pflegeeinrichtungen • Männer als Patienten • spezielle „Männer-Krankheiten“ • Männer und Sexualität (auch im Alter) • Impotenz, auch infolge von Erkrankungen und Therapien • homosexuelle Patienten • Väter in der Geburtshilfe	8	1.4.1 1.4.2 2.4.10 5.4.5	Pflegepädagogik
Männer als Pflegende • Männer im Frauenberuf • Berufsrolle • Ansehen in der Öffentlichkeit • Karriere • Kommunikation im Team • Homosexualität • Belästigung am Arbeitsplatz (speziell auch unter dem Aspekt Gewalt gegen Männer)	8	2.4.12 10.4 11.4.1	Pflegepädagogik
• Themen, die nicht für die Projektarbeit ausgewählt wurden	4	s. o.	Pflegepädagogik

Praxisaufgaben

Siehe Lehr-/Lerndesign.

Lehr-/Lerndesign

Das Modul wird als Projekt nach der Methode von Frey (2010) gestaltet. Im Vorfeld lesen die Schüler einen Text zur Rolle des Mannes als Pfleger. Sie entwickeln Fragen und führen Interviews mit Pflegern, Pflegerinnen und Unbeteiligten zu dieser Thematik. Zu Beginn der eigentlichen Projektphase wählen die Schüler ein Thema nach eigenen Interessen, bilden Gruppen, erstellen einen Projektplan und führen diesen (ggf. mit Unterstützung durch die Lehrkraft) durch. In regelmäßigen Fixpunkten werden Arbeitsabläufe/Vorgehensweisen aktualisiert und Gruppenprozesse thematisiert. Zum Abschluss wird das jeweilige Gruppenergebnis der Gesamtklasse in Form einer Projektpräsentation vorgestellt und diskutiert.

Kompetenzen

Personale Kompetenz

Autonomie:
- setzt sich Ziele
- setzt Prioritäten begründet
- trifft Entscheidungen

Eigenverantwortung:
- nimmt Verantwortung für die Ausbildung wahr
- hält Vereinbarungen ein

Lernbereitschaft:
- nutzt Lernmöglichkeiten
- erschließt sich selbstständig neues Wissen
- bringt sich ein bei der Vereinbarung von Lernaufgaben
- übernimmt Verantwortung für die eigene Leistungskontinuität

Fachkompetenz

Fähigkeit, Fachwissen anzuwenden:
- erwirbt Kenntnisse über fachspezifische Methoden und Verfahren und wendet sie an
- wählt Methoden situationsgerecht aus

Transferfähigkeit:
- überträgt Konzepte und Erfahrungen auf neue Situationen
- integriert Pflegewissen und Wissen aus den Bezugswissenschaften in vorhandenes Wissen
- erfasst Auswirkungen auf die Weiterentwicklung des Berufes

Methodische Kompetenz

Selbstständigkeit:
- ergreift die Eigeninitiative
- nutzt Medien gezielt für die Erschließung neuen Wissens

Soziale Kompetenz

Rollenflexibilität:
- nimmt die eigene Rolle in unterschiedlichen Zusammenhängen bewusst ein/wahr
- nimmt die Rollen anderer bewusst wahr und kann sie einschätzen

Empathie:
- nimmt Situationen aus Sicht der Betroffenen wahr

Ergebnissicherung

Durch die Präsentation zum Abschluss des Projektes wird die geleistete Arbeit für alle sichtbar. Eigene Erlebnisse, Erfahrungen und Mitschriften sowie Literaturhinweise helfen, das Gelernte zu behalten und in die weitere Arbeit zu integrieren.

Literatur

Bach D, Böhmer F: Intimität, Sexualität, Tabuisierung im Alter. Wien: Böhlau; 2011

Borutta M, Giesler C: Karriereverläufe von Frauen und Männern in der Altenpflege. Eine sozialpsychologische und systemtheoretische Analyse. Berlin: Deutscher Universitätsverlag; 2006

Düweke P: Gesunde Prostata. Von Vorbeugung bis Heilung. Berlin: Stiftung Warentest; 2011

Frey K: Die Projektmethode. Der Weg zum bildenden Tun. Weinheim: Beltz, J; 2010

Jacobi G: Praxis der Männergesundheit. Prävention, Schulmedizinische Fakten, Ganzheitlicher Zugang. Stuttgart: Thieme; 2002

Kleinevers S: Sexualität und Pflege. Bewusstmachung einer verdeckten Realität. Hannover: Schlütersche; 2004

Klott S: Ich wollte für sie sorgen. Die Situation pflegender Söhne. Motivation, Herausforderungen und Bedürfnisse. Frankfurt/Main: Mabuse; 2010

Krabel J, Stuve O (Hrsg.): Männer in Frauen-Berufen der Pflege und Erziehung. Leverkusen; Budrich; 2005

Sander K: Profession und Geschlecht im Krankenhaus. Soziale Praxis der Zusammenarbeit von Pflege und Medizin. St. Gallen: UVK; 2009

Stiehler M, Klotz T (Hrsg.): Männerleben und Gesundheit. Eine interdisziplinäre, multiprofessionelle Einführung. Weinheim: Juventa; 2007

Ummel H: Männer in der Pflege. Berufsbiografien im Umbruch. Bern: Huber; 2004

3.2.25 Frauen in Gesundheit und Krankheit

Modulbeschreibung

Das Modul „Frauen in Gesundheit und Krankheit" ist im zweiten Ausbildungsabschnitt angesiedelt. Es erfolgt eine intensive Auseinandersetzung mit dem Frau-Sein vor dem Hintergrund gynäkologischer Erkrankungen in allen Lebensphasen. Die Pflege von Frauen mit Tumorerkrankungen wird dabei besonders herausgestellt. Dem Einsatz in der Frauenklinik geht ein mehrtägiger, von den Lernenden selbst organisierter Einsatz in einer gynäkologischen Arztpraxis voraus, der zur Vorbereitung auf den Klinikeinsatz dient. Der theoretische Unterricht erfolgt parallel in der Kleingruppe an einem wöchentlichen Studientag.

Im Lernangebot der Klinikgruppe, die einmal pro Woche vor Ort stattfindet, erhalten die Schüler Unterrichte durch die jeweiligen Mitarbeiter. Hierbei nehmen sie Einblick in andere beteiligte Fachbereiche (Sozialarbeit, Klinikseelsorge, Naturheilverfahren, ambulante Chemotherapien, Operationsbereich, Strahlentherapie) innerhalb der Klinik.

Altersgruppenspezifische Aspekte

Die thematisierten Aspekte der Weiblichkeit umfassen die verschiedenen Lebensphasen, beginnend mit der Pubertät, bis ins hohe Alter.

Beziehung zu anderen Modulen

Dieses Modul führt die Lernerfahrungen aus „Wahrnehmen, Kennenlernen, in Beziehung treten", „Der gesunde Mensch in seinen Lebensphasen", „Pflege als Beruf I", „Wohlbefinden fördern I und II", „Bewegung und Belastbarkeit", „Begegnung mit Krise und Krankheit" und „Mensch im Krankenhaus" fort. Weiterführungen finden sich in den verschiedensten Modulen, wie z. B. „Familie" oder „Pflege von chronisch Kranken".

Theorieunterricht: Frauen in Gesundheit und Krankheit *Gesamtstunden: 64*	**Std.**	**LLP**	**Dozent aus**
• Lebensphasenbezogene Aspekte (6 Std.) - Pubertät - Zyklus - prämenstruelles Syndrom - Klimakterium (Biologie, Auswirkungen und Psychologie dieser Lebensphase)	20	2.4.8 2.4.9 2.4.10 3.4.2 5.4.5	Pflegepädagogik
• Gründe für einen Frauenarztbesuch (2 Std.)	2	3.4.2 8.4.1	

Module

Theorieunterricht: Frauen in Gesundheit und Krankheit *Gesamtstunden: 64*	Std.	LLP	Dozent aus
• Pflege von Frauen mit Brustoperationen bei Mammakarzinom (6 Std.)	6	2.4.9 2.4.10 2.4.11 3.4.2 4.4.1 4.4.2 5.4.5 8.4.3	
• Pflege von Frauen mit onkologischer Therapie in der Gynäkologie (2 Std.)	2	1.4.2 2.4.3 4.4.1 8.4.2	
• Pflege von Frauen nach gynäkologischen Unterleibsoperationen am Beispiel der Hysterektomie (4 Std.)	4	8.4.2	
Anatomie, Physiologie und Krankheitslehre • Anatomie und Physiologie des weiblichen Genitale und der Brust (2 Std.) • endokrine Regulation und deren Störungen (2 Std.) • Kontrazeption, Sterilität, Infertilität (2 Std.) • gynäkologische Untersuchungsmethoden (2 Std.) • Erkrankungen von Vulva und Vagina (2 Std.) • gutartige Veränderungen und entzündliche Erkrankungen von Uterus und Adnexen (2 Std.) • häufige gynäkologische Operationsmethoden (3 Std.) • maligne Erkrankungen des weiblichen Genitale (4 Std.) • Erkrankungen der Mamma; Mammakarzinom (3 Std.)	22	1.4.3 8.4.1 8.4.2	Medizin
Pharmakologie • Hormonherapie	8	8.4.2	Pharmako-logie
Klinikgruppen • Sozialdienst der UFK: psychosoziale Betreuung und sozialrechtliche Beratung (2 Std.) • klinikseelsorgerliche Arbeit mit krebskranken Frauen und Frauen mit Problemschwangerschaften: Möglichkeiten der Zusammenarbeit der Pflege mit der Klinikseelsorge (2 Std.) • Ambulanz für Naturheilverfahren: Möglichkeiten und Forschungsergebnisse alternativer Therapiemethoden bei Krebs, Krebs und Ernährung, Rolle der Bewegung bei der Krebstherapie (2 Std.) • Vorstellung und Aufgaben der Breast-Care-Nurse (2 Std.) • Pflegerische Aspekte der Strahlentherapie (2 Std.) • Fallbearbeitung nach Schülerbedürfnissen im Rahmen einer klinischen Visite (2 Std.) • Kinderlosensprechstunde (2 Std.)	14	1.4.1 1.4.2 1.4.3 1.4.4 2.4.2 2.4.7 2.4.9 2.4.10 2.4.11 3.4.3 5.4.3 5.4.4	Pflegepraxis/-theorie

Theorieunterricht: Frauen in Gesundheit und Krankheit *Gesamtstunden: 64*	Std.	LLP	Dozent aus
		5.4.5 6.4.1 6.4.2 8.4.2 8.4.3 12.4.1 12.4.2 12.4.3	

Praxisaufgaben

Im Rahmen der Praxisbegleitung erstellen die Schüler eine Pflegeplanung zur Vertiefung des Pflegeprozesses. Die theoretische Pflegeplanung und deren praktische Durchführung werden nach der Praxisbeleitung gemeinsam mit dem Fachlehrer mündlich und schriftlich reflektiert. Darüber hinaus werden die Arbeitsaufträge der begleitenden theoretischen Module im Einsatzgebiet bearbeitet (vgl. Module „Kommunikation", „Familie", „Selbstpflege").

Am Beispiel einer Patientin erarbeiten die Schüler die wichtigsten Aspekte einer individuellen Pflegesituation. Sie analysieren die aktuelle Situation (bezogen auf Patientin und Pflegende), formulieren spezielle Fragestellungen und erarbeiten die zur Beantwortung erforderlichen Grundlagen.

Lehr-/Lerndesign

Die Lernenden werden über verschiedene Zugänge, z. B. Film-/Bildmaterial, Zeitschriftenartikel oder belletristische Literatur, angeregt, sich mit der oftmals belastenden Thematik auseinanderzusetzen. Darüber hinaus lernen die Schüler, Grenz- und Krisensituationen zu erkennen, sich mit diesen professionell auseinandersetzen und Problemlösungsmöglichkeiten zu entwickeln. Die Schüler erstellen Fallbearbeitungen aus dem Praxisort, stellen sie der Gruppe vor und diskutieren Situation und Pflegeansätze.

Kompetenzen

Personale Kompetenz

Autonomie:
- setzt sich Ziele
- reagiert flexibel auf situative Anforderungen
- setzt Prioritäten begründet
- trifft Entscheidungen

Selbstreflexivität:
- reflektiert die berufliche Entwicklung

Eigenverantwortung:
- nimmt Verantwortung für die Ausbildung wahr
- hält Vereinbarungen ein

Fachkompetenz

Transferfähigkeit:
- überträgt Konzepte und Erfahrungen auf neue Situationen

Problemlösungsfähigkeit:
- orientiert Handeln an den Problemen, Zielen und Organisationsbedingungen

Methodische Kompetenz

Analysefähigkeit:
- erfasst und beachtet die individuelle Situation der Patienten

Soziale Kompetenz

Beziehungsfähigkeit:

- gestaltet die Beziehungen verlässlich

Rollenflexibilität:

- nimmt die eigene Rolle in unterschiedlichen Zusammenhängen bewusst ein/wahr
- nimmt die Rollen anderer bewusst wahr und kann sie einschätzen
- verdeutlicht ggfs. die jeweilige Rolle
- sucht Klärung bei Rollenkonflikten

Konfliktfähigkeit:

- nimmt Konflikte wahr und spricht sie an
- äußert den eigenen Standpunkt
- bewältigt Konflikte, ggf. mit Hilfe von außen

Kritikfähigkeit:

- nimmt Kritik an und setzt sich konstruktiv damit auseinander
- hinterfragt Kritik
- lernt aus berechtigter Kritik
- weist ungerechtfertigte Kritik angemessen zurück

Empathie:

- nimmt Situationen aus Sicht der Betroffenen wahr

Ergebnissicherung

Im Rahmen der Praxisbegleitung erhält der Schüler eine schriftliche und mündliche Rückmeldung zu seiner Fallbearbeitung. Die theoretischen Anteile der zweiten Ausbildungsphase werden am Ende des zweiten Ausbildungsabschnitts mündlich geprüft.

Literatur

Collins F S: Meine Gene – mein Leben. Auf dem Weg zur personalisierten Medizin. Heidelberg: Spektrum; 2011

Debus G: Gebärmutterentfernung. Organerhaltende Operationsmethoden bei Erkrankungen der Gebärmutter. Eine Entscheidungshilfe für betroffene Frauen. Würzburg: Diametric; 2010

Dorn A, Wollenschein M, Rohde A: Psychoonkologische Therapie bei Brustkrebs. Köln: Deutscher Ärzte-Verlag; 2006

Eicher M, Marquard S (Hrsg.): Brustkrebs. Lehrbuch für Breast Care Nurses, Pflegende und Gesundheitsberufe. Bern: Huber; 2008

Flaake K: Körper, Sexualität und Geschlecht. Studien zur Adoleszenz junger Frauen. Gießen: Psychosozial-Verlag; 2011

Gerhard I: Frauen-Gesundheitsbuch. Symptome verstehen – Krankheiten behandeln. Wo Naturheilverfahren wirken, wann Schulmedizin nötig ist. Stuttgart: Trias; 2009

Goldmann-Posch U, Martin R R: Über-Lebensbuch Brustkrebs. Die Anleitung zur aktiven Patientin. Stuttgart: Schattauer; 2008

Göretzlehner G u. a.: Praktische Hormontherapie in der Gynäkologie. Berlin: De Gruyter; 2011

Hagel A: Die Bedeutung der Breast Care Nurse für die Qualität der stationären Versorgung von Mammacarcinompatientinnen. Stuttgart: GRIN; 2008

Haker H u. a. (Hrsg.): Perspektiven der Medizinethik in der Klinikseelsorge. Berlin: Lit Verlag; 2009

Ludwig M: Kinderwunschsprechstunde. Berlin: Springer; 2007

Münstedt K: Komplementäre und alternative Krebstherapien. Landsberg: Ecomed; 2011

Skorzinski U: FrauSein trotz Krebs. Berlin: Books on Demand; 2008

3.2.26 Rehabilitative Pflege

Modulbeschreibung

Das Modul hat seinen Platz im zweiten Ausbildungsabschnitt. Hier finden die Schüler Raum für die Auseinandersetzung mit Menschen mit einer Körperbehinderung am Beispiel der Querschnittlähmung. Dieser Einsatz im Zentrum für Querschnittgelähmte bietet den Schülern Gelegenheit, die umfassende Pflege von zum Teil schwerstpflegebedürftigen Menschen durchzuführen, die Arbeit des therapeutischen Teams in der Rehabilitation zu erleben und Aspekte der Abhängigenpflege und Langzeitpflege zu bearbeiten. Durch den längerfristigen Kontakt zu den Patienten können verschiedene Phasen in der Verarbeitung der Diagnose Querschnittlähmung erlebt werden. Grundsätze rehabilitativer Pflege werden im Verlauf des Einsatzes deutlich.

Altersgruppenspezifische Aspekte

Ein Bedarf an Rehabilitativer Pflege kann in jedem Lebensalter auftreten. In diesem Modul werden die Bedürfnisse von Kindern exemplarisch anhand der Meningomyelocele bearbeitet. Der mit dem Modul verbundene Praxisort Zentrum für Querschnittgelähmte hält auch Betten für Kinder bereit. Die Folgen der Querschnittlähmung im Alter werden im Zusammenhang mit akuten Ereignissen wie Unfällen oder Tumoren aufgezeigt. Aber auch die Situation von Menschen, die mit ihrer Querschnittlähmung gealtert sind, wird beleuchtet.

Beziehung zu anderen Modulen

Für diesen Einsatz sind die Kenntnisse aus dem Modul „Begegnung mit Krise und Krankheit I" von großer Bedeutung. Des Weiteren besteht ein enger Bezug zum Modul „Leben mit Behinderung" am Ende des zweiten Ausbildungsabschnittes, das auf den Erfahrungen der Schüler in diesem Modul aufbaut.

Theorieunterricht: Rehabilitative Pflege *Gesamtstunden: 56*	**Std.**	**LLP**	**Dozent aus**
Pflege (Unterrichte in der Gruppe) • Einführung in das Modul/Organisation • Krankheitsbild traumatische Querschnittlähmung und MMC • Definition der zentralen Begriffe, Diagnostik, therapeutische Ansätze, Phasen der Rehabilitation • rehabilitative Pflege, Grundsätze und Ziele • Erste Hilfe am Unfallort • Intensivpflege im Spinalen Schock • Komplikationen infolge von Querschnittlähmung • Blasen-, Mastdarmlähmung (vgl. Wohlbefinden fördern II) • Dauerbeatmung: Problematik, pflegerische Aufgaben • Folgen der Querschnittlähmung für Familie und Partnerschaft (Sexualität) • Situation von Kindern mit einer Behinderung/Situation der Familie • Pflege von Kindern mit Meningomyelocele • Pflege im interdisziplinären therapeutischen Team (Aufgaben, Arbeitsweise, Stellung der Pflege) • Auswertung des praktischen Einsatzes	24	1.4.2 2.4.2 2.4.3 2.4.5 2.4.8 2.4.10 2.4.12 2.4.14 3.4.1 3.4.3 3.4.4 4.4.1 4.4.2 5.4.1 5.4.3 8.4.1 8.4.2 9.4.1 12.4.2	Pflege-pädagogik

Module

Theorieunterricht: Rehabilitative Pflege *Gesamtstunden: 56*	Std.	LLP	Dozent aus
Krankheitslehre (Unterrichte in der Klasse) • Einführung und allgemeine Grundlagen (Wiederholung) • Anatomie des Bewegungsapparats • Funktion der verschiedenen Komponenten • Krankheitszeichen • konservative Therapie • operative Therapie • orthopädischer Erkrankungen • angeborene Knochenerkrankungen • angeborene Hüftdysplasie, aseptische Hüftkopfnekrose • Infantile Cerebralparese (ICP) • Spina bifida/MMC Meningomyelocele • Arthrosen • Knochen-, Gelenk- und Weichteilinfektionen (Osteomyelitis, Arthritis) • systemische Knochen- und Gelenkerkrankungen (Osteoporose) • Knochentumoren (je 1 Bsp. für gut- und bösartige Tumoren) • Erkrankungen der Wirbelsäule • Sportverletzungen • Neurologie: siehe Modul „Pflege von chronisch Kranken" (MS, Parkinson) • Neurochirurgie: siehe Modul „Pflege von Menschen in lebensbedrohlichen Situationen" • Urologie: siehe Modul „Wohlbefinden fördern II"	10	2.4.8 8.4.1 8.4.2	Medizin
Klinikgruppe • Aufgaben des psychologischen Dienstes in der klinischen Rehabilitation • Aufgaben der Physiotherapie in der klinischen Rehabilitation • Aufgaben des Sozialdienstes in der klinischen Rehabilitation und einer Ausbildungs- und Umschulungseinrichtung für Menschen mit Behinderung • Lagerung und Transfer, Kinästhetik bei Patienten mit Querschnittlähmung • Fallbesprechung: z. B. Querschnittlähmung im Alter/alt werden mit einer Querschnittlähmung, Kurzrehabilitation bei tumorbedingter Querschnittlähmung	14	1.1.4 2.4.13 4.4.2 5.4.3 5.4.5 8.4.3 12.4.2	Psychologie Physiotherapie Sozialarbeit Pflegepädagogik Kinästhetik Pflegepädagogik

Praxisaufgaben

Der praktische Einsatz findet im Zentrum für Querschnittgelähmte auf drei Erwachsenenstationen (eine davon mit 4 Betten für Kinder und Jugendliche) für angeborene und erworbene Querschnittlähmung statt. Die Schüler erhalten während des Praxiseinsatzes eine individuelle Praxisbeleitung, in deren Rahmen sie anhand der Patientenunterlagen ein umfassendes Übergabegespräch im Sinne der Rehabilitation führen. Hierbei wird die Pflegeplanung aktuell und im Langzeitverlauf diskutiert.

Anschließend werden in einer längeren Pflegesituation gezielt spezielle pflegerische Tätigkeiten geübt und reflektiert. Dabei werden die bis zum Zeitpunkt der Praxisbeleitung behandelten theoretischen Inhalte in den Unterricht einbezogen und vertieft.

Die zunehmende Zahl älterer Patienten mit spät erworbener oder schon Jahrzehnte bestehender Querschnittlähmung stellt weitere Anforderungen an die pflegerische Kompetenz.

Darüber hinaus werden die Arbeitsaufträge der begleitenden theoretischen Module im Einsatzgebiet bearbeitet.

Lehr-/Lerndesign

Da der Unterricht in Kleingruppen über die gesamte zweite Ausbildungsphase verteilt ist, ergibt sich inhaltlich zwangsläufig in jeder Gruppe eine Verschiebung in der Gewichtung der Unterrichtsanteile. In der ersten Gruppe muss ein größerer Anteil zum Verständnis der Neuroanatomie und der Orthopädie geplant werden, da diese zu diesem Zeitpunkt noch nicht in der Krankheitslehre unterrichtet wurden. Im weiteren Verlauf fließen die Inhalte der parallel laufenden Module in den Unterricht ein.

Die unter dem Stichpunkt Pflege aufgeführten Inhalte werden in Kleingruppen vermittelt. Dies bietet die Möglichkeit zur individuellen Betreuung der Schüler und zum Bearbeiten spezieller Fragestellungen, die sich aus der Praxis und den Praxisbegleitungen ergeben.

Die Klinikgruppe bietet die Möglichkeit, am Fallbeispiel konkrete Fragestellungen mit den Mitarbeitern anderer Fachbereiche zu diskutieren und Lösungen zu erarbeiten. Die Termine sensibilisieren für die Erfordernisse interprofessioneller Zusammenarbeit, verbessern das Verständnis füreinander und klären die wechselseitigen Erwartungen im Bemühen um den bestmöglichen Rehabilitationserfolg der Patienten.

Kompetenzen

Personale Kompetenz

Autonomie:
- setzt sich Ziele
- reagiert flexibel auf situative Anforderungen
- setzt Prioritäten begründet
- trifft Entscheidungen

Selbstreflexivität:
- nimmt eigene Erwartungen und Einstellungen wahr und steht dazu
- zieht Schlüsse für den Lernbedarf und das eigene Handeln
- reflektiert die eigene Entwicklung
- reflektiert die berufliche Entwicklung

Belastbarkeit:
- hält den physischen und psychischen Belastungen stand
- holt sich adäquate Unterstützung, um Anforderungen zu bewältigen
- nutzt vorhandene Ressourcen

Offenheit:
- ist offen für fremde Erwartungen, Normen und Werte und geht tolerant damit um

Ethische Grundhaltung:
- achtet auf ethische (und moralische) Aspekte
- erkennt die eigenen Werthaltungen und die der anderen Menschen und reflektiert sie

Fachkompetenz

Fähigkeit, Fachwissen anzuwenden:
- erwirbt Kenntnisse über fachspezifische Methoden und Verfahren und wendet sie an
- wählt Methoden situationsgerecht aus

Transferfähigkeit:
- überträgt Konzepte und Erfahrungen auf neue Situationen
- integriert Pflegewissen und Wissen aus den Bezugswissenschaften in vorhandenes Wissen

Problemlösungsfähigkeit:
- orientiert Handeln an den Problemen, Zielen und Organisationsbedingungen

Prozesssteuerungsfähigkeit:
- plant vorausschauend bewältigt die Gesamtsituation fachlich und organisatorisch
- geht verantwortungsvoll mit der Möglichkeit zu delegieren um

Organisationsfähigkeit:
- hierarchisiert anstehende Aufgaben
- beachtet die Gesamtsituation
- plant Zeitbedarf realistisch ein
- geht systematisch vor
- bereitet sich auf die Übernahme/Übergabe von Aufgaben vor

Qualitätsbewusstsein:
- informiert sich über Standards/Leitlinien, hält diese ein bzw. befolgt sie
- bezieht neue Erkenntnisse ein
- reagiert flexibel auf situative Erfordernisse

Methodische Kompetenz

Analysefähigkeit:
- erfasst und beachtet die individuelle Situation der Patienten
- erkennt aktuelle und stehende Probleme und zieht daraus sinnvolle Schlüsse

Ressourcenerschließung:
- erschließt die Ressourcen der Patienten

Vernetzungsfähigkeit:
- vernetzt das eigene Handeln mit dem aller Beteiligten (Pflegeteam, Schüler, Angehörige, andere Professionen, Behörden ...)
- stellt eigenes Wissen zur Verfügung unter Wahrung der gebotenen Diskretion

Planungsfähigkeit:
- plant eigenes Handeln vorausschauend
- wählt Methoden nach fachlichen Aspekten aus, wendet sie sicher an
- entscheidet sich begründet zwischen Standards und situativem Handeln

Selbstpflegefähigkeit:
- erkennt die eigene Leistung an
- erkennt eigene Grenzen rechtzeitig
- schützt sich vor Überforderung

Psychomotorische Fähigkeit:
- kann die eigenen Fähigkeiten einschätzen und trainieren
- wendet Ausgleichsmethoden rechtzeitig an

Soziale Kompetenz

Beziehungsfähigkeit:
- geht reflektiert mit Nähe und Distanz um

Rollenflexibilität:
- nimmt die eigene Rolle in unterschiedlichen Zusammenhängen bewusst ein/wahr

Kommunikationsfähigkeit:
- gestaltet die verbale und nonverbale Kommunikation situationsgerecht und eindeutig
- nutzt die Kommunikationsregeln
- geht auf andere Menschen zu
- wendet Sprache adressatengerecht an

Teamfähigkeit:
- baut Arbeitsbeziehungen auf
- knüpft Kontakte in der Gruppe und berufsübergreifend
- leistet einen Beitrag zu gemeinsamen Diskussionen und Beschlüssen
- trägt aktiv zu guter Atmosphäre bei

Empathie:
- nimmt eine Situationen aus Sicht der Betroffenen wahr
- wendet sich fürsorglich den Bewohnern zu
- achtet die individuellen Bedürfnisse, die Intimsphäre

Ergebnissicherung

In der Klausur in der Mitte und der mündlichen Pflege-Prüfung am Ende des zweiten Ausbildungsabschnittes werden die Inhalte des theoretischen und praktischen Unterrichts im Modul geprüft.

In der Praxisbegleitung vor Ort wird deutlich, inwieweit die theoretischen Inhalte schon in das praktische Handeln integriert wurden und wo weiterer Handlungsbedarf besteht. Dies wird gemeinsam mit dem Schüler reflektiert, evaluiert und dokumentiert.

Des Weiteren sind die Inhalte des Moduls Gegenstand des mündlichen Examens.

Literatur

Dietz V (Hrsg.): Diagnostik und Therapie der Rückenmarkschädigung. Diagnose – Therapie – Rehabilitation. Stuttgart. Kohlhammer; 2001

Ducharme S, Gill K: Sexualität bei Querschnittlähmung. Bern: Huber; 2006

Fankhauser H (Hrsg.): Ganzheitliche Pflege. Die Chance für die Rehabilitation. Allgemeine Unfallversicherungsanstalt Österreich; 2006

Fördergemeinschaft der Querschnittgelähmten in Deutschland e. V. (Hrsg.): Einblicke in eine Station der Orthopädischen Universitätsklinik Heidelberg/Schlierbach. Neustadt an der Weinstraße: Humanis; o. J.

Gerner H J (Hrsg.): Querschnittlähmung. Neue Behandlungskonzepte. Berlin: Steinkopff; 2003

Imhoff A B, Linke R D, Baumgartner R: Checkliste Orthopädie. Stuttgart: Thieme; 2010

Lang S: Geschlecht: behindert – besonderes Merkmal: Frau. Stuttgart: GRIN; 2008

Niethard F U, Pfeil J, Biberthaler P: Orthopädie. Stuttgart: Thieme; 2009

Pape A: Heben und Heben lassen. Bewegen und Bewegen lassen. München: Pflaum; 2000

Schmidt R, Thiele H, Leibig A: Pflege in der Rehabilitation. Medizinische Rehabilitation und Pflegeinterventionen. Stuttgart: Kohlhammer; 2011

Schultz-Lampel D, Goepel M, Haferkamp A: Urodynamik. Berlin: Springer; 2011

Zäch G A. Koch H G (Hrsg.): Paraplegie. Ganzheitliche Rehabilitation. Basel: Karger; 2005

3.2.27 Psychische Gesundheit und psychiatrische Pflege

Modulbeschreibung

Da der Pflege von Menschen mit psychischen Erkrankungen zunehmend an Bedeutung gewinnt, erscheint eine ausführliche Auseinandersetzung mit dieser Thematik in der zweiten Ausbildungsphase sinnvoll. Pflege, Begleitung und Beratung der Patienten wie auch deren Sozialpartner werden am Beispiel verschiedener psychiatrischer Erkrankungen erarbeitet. Die Schüler werden für einen empathischen und professionellen Umgang mit dem Patienten in seinem sozialen Umfeld sensibilisiert.

Altersgruppenspezifische Aspekte

Psychische Erkrankungen spielen im Kindes- und Jugendalter eine zunehmende Rolle. Hierauf wird insbesondere im Zusammenhang mit der Pflege in der Kinder- und Jugendpsychiatrie eingegangen. Die Situation älterer Menschen wird im Zusammenhang mit Demenz und Suizidalität vertieft betrachtet.

Beziehung zu anderen Modulen

Das Modul „Psychische Gesundheit und psychiatrische Pflege“ vertieft insbesondere die Lernerfahrungen aus den Modulen „Wahrnehmen, Kennenlernen, in Beziehung treten“ sowie „Kommunikation in schwierigen Situationen“. Es legt die Grundlagen für die Module „Rehabilitative Pflege“ und „Pflege von chronisch Kranken“ im weiteren Ausbildungsverlauf.

Theorieunterricht: Psychische Gesundheit und psychiatrische Pflege *Gesamtstunden: 52*	**Std.**	**LLP**	**Dozent aus**
Pflege (Unterrichte in der Gruppe)	22		
• Einführung (2 Std.) - Erwartungen, Assoziationen, rechtliche Aspekte - Aufnahme von Patienten - Beobachtungen und Planen in der Psychiatrie		5.4.5 7.4.1 7.4.4	Pflegepädagogik
• der psychisch erkrankte Mensch in seinem Umfeld (2 Std.) - Milieutherapie - Soziotherapie - Verhaltenstherapie			
• Richtlinien zum eigenen Verhalten/Selbstpflege (2 Std.) - Beziehungspflege, Nähe und Distanz - Verhalten in Ausnahmesituationen - Gesprächsführung am Beispiel von Menschen, die an Schizophrenie leiden		2.4.1 2.4.5 2.4.9 3.4.1 4.4.1 10.4.3	Pflegepädagogik
• Umgang mit Menschen, die an einer affektiven Störung leiden (2 Std.) - Besonderheiten der Depression - Umgang mit Patienten in einer manischen Phase		2.4.4 3.4.2 11.4.1	Pflegepädagogik
• Pflege in der Kinder- und Jugendpsychiatrie (4 Std.) - STEP, Persönlichkeitsstörungen, Übertragung, Gegenübertragung, Ernährungsstörungen		2.4.1 3.4.2 3.4.3 3.4.4	Pflegepädagogik
• Anwendungsmöglichkeiten für Pflegetheorien in der Psychiatrie (4 Std.) - Roper, Logan, Tierney (2009) - Peplau (2009)			
• Suizidalität/Suizid (2 Std.) - Umgang mit gefährdeten Menschen - Reflexion der eigenen Einstellung		3.4.2 3.4.3 11.4.1	Pflegepädagogik (evt. Medizin)
• Menschen mit Suchterkrankungen (4 Std.) - Alkohol - Drogen - Situation Angehöriger (Co-Abhängigkeit)		3.4.2 4.4	Pflegepädagogik

Theorieunterricht: Psychische Gesundheit und psychiatrische Pflege *Gesamtstunden: 52*	Std.	LLP	Dozent aus
Fachärztliche Themen (Unterrichte in der Klasse)	20		
• Psychiatrie (6 Std.) - Einführung/Grundbegriffe - Hauptpunkte der Symptomexploration - organisch bedingte psychische Störungen - Prädelir und Delir - Ätiologie - Klinik - Therapie und Pharmakologie		5.4.5 8.4.1 8.4.2 9.3 9.4 10.4.3	Medizin
• Demenz (2 Std.) - Ätiologie - klinische Besonderheiten - Diagnostik - Therapie und Pharmakologie		8.4.1 8.4.2	Medizin
• affektive Störungen (4 Std.) - depressive Störungen - Leitsymptome - spezielle Symptommuster - Therapie - Manie - Leitsymptome - spezielle Symptommuster - Therapie und Pharmakologie		8.4.1 8.4.2 9.3 10.4.3	Medizin
• Schizophrenien (3 Std.) - Symptome - Verlauf - klinische Subtypen - Therapie und Pharmakologie		8.4. 8.4. 9.3	Medizin
• Neurosen (3 Std.) - Abwehr - Persönlichkeitsstörungen - Ätiologie - Diagnose - Prognose - spezielle Formen - Therapie und Pharmakologie		8.4. 8.4.2 9.3 10.4.3	Medizin
• Abhängigkeit und Sucht (2 Std.) - Begriffsbestimmungen - Klinik - Therapie und Pharmakologie		8.4.1 8.4.2 9.3 9.4 10.4.3	Medizin

Module

Theorieunterricht: Psychische Gesundheit und psychiatrische Pflege *Gesamtstunden: 52*	**Std.**	**LLP**	**Dozent aus**
Klinikgruppe	10		
• der abhängige Patient (1 Std.)		8.4.1 8.4.2	Fachpflege
• elektronische Patientenakte, Pflegediagnosen und Pflegeplanung in der Psychiatrischen Klinik (2 Std.)		3.4.2 7.4.5	Fachpflege
• Eindrücke in der Musiktherapie (1,5 Std.)		4.4.2	Fachpflege
• Vorstellung/Besuch der Tagesklinik und Arbeitstherapie (1,5 Std.)		4.4.2	Fachpflege
• Fallbesprechungen aus der Praxis der Schüler (4 Std.)		2.4.1 3.4.2	Pflegepädagogik

Praxisaufgaben

Während des Praxiseinsatzes ist jeder Schüler aufgefordert, sein eigenes Verhalten und das seiner Kollegen im Umgang mit Patienten zu beobachten und zu reflektieren. Zu Beginn jeder Pflegeunterrichtseinheit hat er die Möglichkeit, diese Beobachtungen zu schildern und mit den Mitschülern und der Lehrperson zu diskutieren und zu reflektieren.

Lehr-/Lerndesign

Die Pflegeunterrichte beziehen die Methode des aktiven Dialoges ein. Diese Methode verbindet das Sachthema immer mit der Selbstreflexionsebene der Teilnehmer und der Situation der Lerngruppe. Der Unterricht in der Kleingruppe ermöglicht hier ebenso die Übung analytischer Besprechungen bei Rückmeldungen markanter Beobachtungen aus Praxiserfahrungen wie auch die Übertragung detaillierten Fachwissens auf neue Inhalte im Unterricht.

In den Klinikgruppenunterrichten werden die Inhalte von Experten aus der Klinik für die Schülerinnen und Schüler gestaltet.

Kompetenzen

Personale Kompetenz

Selbstreflexivität:
- nimmt eigene Erwartungen und Einstellungen wahr und steht dazu
- zieht Schlüsse für den Lernbedarf und das eigene Handeln
- kennt eigene Stärken und Schwächen
- reflektiert die eigene Entwicklung

Fachkompetenz

Fähigkeit, Fachwissen anzuwenden:
- erwirbt Kenntnisse über fachspezifische Methoden und Verfahren und wendet sie an

Problemlösungsfähigkeit:
- orientiert Handeln an den Problemen, Zielen und Organisationsbedingungen
- handelt bei Bedarf Kompromisse aus

Soziale Kompetenz

Beziehungsfähigkeit:
- geht die beruflichen Beziehungen ein
- gestaltet die Beziehungen verlässlich
- hält Beziehungen aufrecht
- kann Beziehungen abschließen
- geht reflektiert mit Nähe und Distanz um

Empathie:

- nimmt Situationen aus Sicht der Betroffenen wahr
- wendet sich fürsorglich den Patienten zu
- achtet die individuellen Bedürfnisse, die Intimsphäre

Ergebnissicherung

Mündlicher Bericht zu Beginn jeder Stunde zu den Beobachtungen und Erfahrungen aus der Praxis mit einem Gedankenaustausch in der Gruppe. Pflegeplanung mit mündlicher Rückmeldung. Mündliche Prüfung und Klausur im 2. Ausbildungsjahr.

Literatur

Boeger A: Psychologische Therapie- und Beratungskonzepte. Theorie und Praxis. Stuttgart: Kohlhammer; 2009

Bauer R: Beziehungspflege. Professionelle Beziehungsarbeit für Gesundheitsberufe. Unterostendorf: Ibicura; 2004

Doenges M E, Townsend M C, Moorehouse M F: Psychiatric Care Plan. Guideline for Individualizing Care. Philadelphia: F.A. Davis; 1998,

Gerrig R, Zimbardo P: Psychologie. Bonn: Addison Wesley/Pearson; 2008

Hinsch R, Pfingsten, U: Gruppentraining sozialer Kompetenzen. Grundlagen, Durchführung, Anwendungsbeispiele. Weinheim: Beltz; 2007

Hirsch R D: Supervision, Teamberatung, Balintgruppe. Professionalisierung in der Altenarbeit. München: Reinhardt; 2002

Holnburger M (Hrsg.): Pflegestandards in der Psychiatrie. München: Elsevier; 2004

Hornung R, Lächler J: Psychologisches und soziologisches Grundwissen für Gesundheits- und Krankenpflegeberufe. Weinheim: Beltz; 2005

Kistner W: Der Pflegeprozess in der Psychiatrie. München: Elsevier; 2002

Kuchenbecker A (Hrsg.): Pädagogisch-pflegerische Praxis in der Kinder- und Jugendpsychiatrie. Books on Demand; 2011

Lanzenberger R: Pflegetherapeutische Gruppen in der Psychiatrie. Stuttgart: Wissenschafliche Verlagsgesellschaft; 2001

Michel K: Psychiatrie für Pflegeberufe. Stuttgart: Hippokrates; 2002

Peplau H E: Zwischenmenschliche Beziehungen in der Pflege. Ausgewählte Werke. Bern: Huber; 2009

Schwarz R: Supervision in der Pflege. Leitfaden für Pflegemanager und -praktiker. Bern: Huber; 2007

Roper N, Logan W, Tierney A: Das Roper-Logan-Tierney-Modell. Basierend auf den Lebensaktivitäten. Bern: Huber; 2009

Townsend M C: Pflegediagnosen und Maßnahmen für die Psychiatrische Pflege. Bern: Huber; 2012

3.2.28 Das Kind im Krankenhaus

Modulbeschreibung

Dieses Modul ist in der zweiten Ausbildungsphase angesiedelt. Nachdem sich die Lernenden mit der Pflege Erwachsener und älterer Menschen innerhalb und außerhalb stationärer Einrichtungen vertraut gemacht haben übertragen sie ihre Kenntnisse und Erfahrungen auf die Situation erkrankter Kinder. Die besonderen Bedürfnisse dieser Altersgruppe, die Erwartungen und Bedürfnisse der Eltern sowie die Notwendigkeiten von Diagnostik und Therapie in interdisziplinärer Zusammenarbeit werden breit gefächert dargestellt und bearbeitet. Das kranke Kind wird hier als Mensch in der Entwicklung und mit Zukunft betrachtet und in seinem Umfeld mit seiner Familie gesehen.

Zur Verknüpfung von theoretischen Inhalten mit praktischen Aspekten finden kontinuierliche Unterrichtseinheiten in der Klinikgruppe statt. Hier haben die Schüler die Möglichkeit, im Praxisumfeld von Betroffenen und Experten aus der Praxis zu lernen und ihre Erlebnisse und Erfahrungen in der Gruppe und mit dem Fachlehrer zu diskutieren.

Altersgruppenspezifische Aspekte

Im Mittelpunkt dieses Moduls steht das Kind, das naturgemäß im Zusammenhang mit seinen Eltern und Geschwistern betrachtet werden muss. Die altersspezifischen Unterschiede in der Pflege von Kindern und Erwachsenen werden verdeutlicht. Zudem wird die Zusammenarbeit mit den Eltern vermittelt und reflektiert.

Beziehung zu anderen Modulen

In diesem Modul werden die Lernerfahrungen aus „Wahrnehmen, Kennenlernen, in Beziehung treten", „Der gesunde Mensch in seinen Lebensphasen" und „Begegnung mit Krise und Krankheit" auf das kranke Kind übertragen. Die Inhalte dieses Moduls dienen als Vorbereitung insbesondere auf die Module des dritten Ausbildungsjahres „Anleiten und Beraten" und „Pflege von chronisch Kranken".

Theorieunterricht: Das Kind im Krankenhaus *Gesamtstunden: 62*	**Std.**	**LLP**	**Dozent aus**
Pflege des kranken Kindes • Unterschiede in der pflegerischen Betreuung von Kindern und Erwachsenen (2 Std.) • Säuglingspflege: Wickeln, Säuglingsbad, Nabelpflege (2 Std.) • Kind im Krankenhaus (2 Std.) • Deprivationssyndrom (2 Std.) • Physiologische Anpassungsstörungen im Neugeborenenalter (2 Std.) • spezielle Pflege des kranken Neugeborenen und Frühgeborenen (4 Std.) • Ernährung im Säuglingsalter und Nahrungsaufbau (2 Std.) • Notfallmaßnahmen und pflegerische Betreuung von Kindern mit Krampfanfällen (2 Std.) • Besonderheiten der pflegerischen Betreuung in der pädiatrischen Onkologie (4 Std.)	22	2.4.1 2.4.4 2.4.7 2.4.9 4.4.1 8.4.1 8.4.2 8.4.3 8.4.4 9.4.1	Pflegepädagogik
Besonderheiten in der Pflege von kleinen Kindern • Arbeitsorganisation (1 Std.) • Kommunikation (2 Std.) • Elternarbeit (1 Std.)	4	2.4.9 2.4.12	Pflegepädagogik
Rechtliche Aspekte • Sorgerecht, Adoptionsrecht, Totgeburten	6	11.4.3	Pflegepädagogik
Neu- und Frühgeborene • das Neugeborene: Basisuntersuchungen, Fehlbildungen, Geburtstraumata, Hyperbilirubinämie, Morbus haemolyticum, Neugeborene diabetischer Mütter, bakterielle Infektionen des Neugeborenen (4 Std.) • das Frühgeborene: Ursachen, Komplikationen, Atemnotsyndrom, Asphyxie, Surfactant-Mangel, offener Ductus arteriosus Botalli, Hypoglykämie, Hypothermie, Hirnblutungen (2 Std.)		2.7.1 2.7.2 2.7.3 6.5.4 6.6.1 6.6.4	Pädiatrie

Theorieunterricht: Das Kind im Krankenhaus *Gesamtstunden: 62*	Std.	LLP	Dozent aus
Pädiatrie • angeborene Herzfehler; fetaler Kreislauf, Umstellungsvorgänge, zyanotische und azyanotische Herzfehler (2 Std.) • Stoffwechselstörungen: Diabetesformen, Galaktoseämie, Phenylketonurie, Fruktoseintoleranz (2 Std.) • hämatologische und onkologische Erkrankungen: Hämophylie, Schönlein-Hennoch, akute lymphatische Leukämie, akute myeloische Leukämie, chronische myeloische Leukämie, Nephroblastom, Neuroblastom (4 Std.) • Erkrankungen der Atmungsorgane: Infektkrupp, akute und obstruktive Bronchitis, Mukoviszidose, Fremdkörperaspiration (4 Std.) • Immunologie, Allergologie und Erkrankungen der rheumatischen Formenkreise (2 Std.) • Neuropädiatrie: zerebrale Anfälle, entzündliche Erkrankungen des Nervensystems, Fehlbildungen und Entwicklungsstörungen des Nervensystems (2 Std.)	16		Pädiatrie
• Kindesmisshandlung	4	2.4.4	Pflegepädagogik
Klinikgruppe • Handling nach Bobath (2 Std.) • Überleitungspflege: familiäre Begleitung von Kindern mit Hickmankatheter (2 Std.) • Übungen zu Sauerstoffgabe und Absaugen des Nasen-Rachen-Raumes (2 Std.) • Fallbesprechungen aus der Kinderklinik (2 Std.)	8		Pflegepädagogik bzw. Pflegepraxis

Praxisaufgaben

Während des Praxiseinsatzes werden die Arbeitsaufträge der begleitenden theoretischen Module des zweiten Ausbildungsabschnittes bearbeitet (siehe Module Familie, Kommunikation, Leben mit Behinderung, Selbstpflege). Dabei werden die Besonderheiten und die Bedeutung des jeweiligen Themas für die Pflege von kranken Kindern und ihren Familien besonders herausgearbeitet und dargestellt.

Lehr-/Lerndesign

Zur Theorie und Praxis ist die Klasse im zweiten Ausbildungsabschnitt in Kleingruppen von 6–8 Schülern aufgeteilt, sodass jeder Schüler alle Fachbereiche bzw. Module des zweiten Ausbildungsabschnitts nacheinander durchläuft. Die fachspezifischen Pflegeinhalte werden praxisbegleitend unterrichtet.

Übungssequenzen, z. B. in der Technik der Babymassage, geben den Lernenden die Möglichkeit, theoretische Inhalte sofort praktisch anzuwenden. Fehlerhandlungen, Fragen und Unsicherheiten können somit sofort geklärt bzw. korrigiert werden. In die Unterrichte der Klinikgruppe werden Patienten, Eltern, Pflegende der Station und andere Mitarbeiter des therapeutischen Teams mit eingebunden.

Kompetenzen

Methodische Kompetenz

Psychomotorische Fähigkeit:

- kann die eigenen Fähigkeiten einschätzen und trainieren

Soziale Kompetenz

Beziehungsfähigkeit:

- geht die beruflichen Beziehungen ein
- gestaltet die Beziehungen verlässlich
- hält Beziehungen aufrecht
- kann Beziehungen abschließen
- geht reflektiert mit Nähe und Distanz um

Fachkompetenz

Problemlösungsfähigkeit:

- orientiert Handeln an den Problemen, Zielen und Organisationsbedingungen
- handelt bei Bedarf Kompromisse aus

Personale Kompetenz

Autonomie:

- setzt sich Ziele
- reagiert flexibel auf situative Anforderungen
- setzt Prioritäten begründet

Ergebnissicherung

Eine benotete Pflegeplanung (siehe Modul „Pflege als Beruf II"). Eine mündliche Abschlussprüfung (siehe andere Module in der 2. Ausbildungsphase). Eine Fallbearbeitung (Klausur) (siehe andere Module im 2. Ausbildungsjahr).

Literatur

Brauburger B: Babymassage. Wohltuend, gesund, beruhigend. München: Compact; 2009

Elschenbroich D: Weltwissen der Siebenjährigen. Wie Kinder die Welt entdecken. München: Goldmann; 2002

Fischer K, Sobottka H, Faas D: Klinikleitfaden Kinderkrankenpflege. München: Elsevier; 2009

Gutjahr P: Krebs bei Kindern und Jugendlichen. Köln: Deutscher Ärzteverlag; 1999

Häberle H, Niethammer D: Leben will ich jeden Tag. Leben mit krebskranken Kindern und Jugendlichen – Erfahrungen und Hilfen. Freiburg: Herder; 1995

Hoehl M, Kullick P (Hrsg.): Gesundheits- und Kinderkrankenpflege. Stuttgart: Thieme; 2008

Marcovich M, Jong T M: Frühgeborene – zu klein zum Leben? Geborgenheit und Liebe von Anfang an. München: Kösel; 2008

Münstermann U: Basale Stimulation in der Kinderkrankenpflege. Individuelle Möglichkeiten in der Pädiatrie. München: Elsevier; 2009

Niessen K H (Hrsg.): Pädiatrie. Stuttgart: Thieme; 2001

Petermann F: Chronische Krankheiten bei Kindern und Jugendlichen. München: MMV; 1994

Peiper A (Hrsg.): Chronik der Kinderheilkunde. Stuttgart: Thieme; 1992

Richardson J, Webber I: Ethische Aspekte der Kinderkrankenpflege. München: Elsevier; 1997

Ritter J u. a.: Pädiatrische Hämatologie und Onkologie. Berlin: Springer; 2005

Teising D, Jipp H: Neonatologische und pädiatrische Intensivpflege. Praxisleitfaden und Lernbuch. Berlin: Springer; 2009

Weissenbacher M, Horvath E: Pflegediagnosen für die Kinder- und Jugendlichenpflege. Wien: Springer; 2008

3.2.29 Familie

Modulbeschreibung

Die familienbezogenen Pflege ist in den zweiten Ausbildungsabschnitt integriert und verlagert den Pflegeansatz auf eine höhere Systemebene. Die Grundlage familienbezogener Pflege ist die

Erkenntnis, dass die Familie eine wichtige soziale Vernetzung für den Betroffenen darstellt und deshalb in die Arbeitsrealität von Pflegenden integriert werden muss, unabhängig davon, in welcher Lebensphase der Patient sich befindet.

Die praktische Ausbildung erfolgt in den Fachbereichen Psychiatrie, Gynäkologie, Rehabilitation oder Pädiatrie. Die Schüler übertragen durch einen Praxisauftrag das theoretische Wissen in den jeweiligen Fachbereich und arbeiten die dort besonders relevanten Themen heraus. Dabei analysieren sie die Familiensituation eines Patienten und vergegenwärtigen sich deren Bedeutung für den Patienten im Krankheitsprozess.

Altersgruppenspezifische Aspekte

Naturgemäß sind in der Familie alle Altergruppen vertreten, die hier auch in der Beziehung zueinander betrachtet werden. Insbesondere im Zusammenhang mit dem Praxiseinsatz in der Pädiatrie wird die besondere Situation von Kindern in der Familie deutlich.

Beziehung zu anderen Modulen

Die Lernerfahrungen der Module „Wahrnehmen, Kennenlernen, in Beziehung treten", „Der gesunde Mensch in seinen Lebensphasen" und „Begegnung mit Krise und Krankheit" werden auf den Patienten in seinem sozialen Umfeld übertragen. Die Themen dieses Moduls werden im dritten Ausbildungsabschnitt insbesondere in den Modulen „Beraten und Anleiten" und „Pflege von chronisch kranken Menschen" erweitert und vertieft.

Theorieunterricht: Familie *Gesamtstunden: 26*	**Std.**	**LLP**	**Dozent aus**
Familie als System • Wandel der Familie: Diagnose einer grundlegenden Lebensform • gesellschaftliche Veränderungen im Familiensystem • familiäre Lebensphasen • Erklärungs- und Veränderungsansätze familiären Wandels	4	2.4.4 2.4.12	Pflegepädagogik
Familientheorien • Familiensystemtheorie • Familienentwicklungstheorie • Familienstresstheorie • Familiendimensionen und Familientypen	4	2.4.2 2.4.3 2.4.12	Pflegepädagogik
Familienmedizin • Familie und Gesundheit: familiäre Gesundheitsförderung und Risikoreduktion • Krankheit und Familie: • Vulnerabilität, Krankheitsausbruch • akute Reaktion der Familie auf Krankheit • Adaption der Familie an Krankheit und Genesung • chronische Krankheit und Familie	6	2.4.2 2.4.3 5.4.5	Pflegepädagogik
• Studienzeit für Praxisauftrag • Präsentation und Auswertung in der jeweiligen Kleingruppe	8 4	5.4.5	Pflegepädagogik

Praxisaufgabe

Der Schüler setzt sich in der Klinik theoriebasiert mit einer Familiensituation auseinander und sammelt dabei gezielt Informationen zu den Auswirkungen der Erkrankung des Patienten auf das Familiensystem. Aus der Analyse des Familiensystems entwickelt er Konsequenzen für die pflegerische Arbeit.

Die Bearbeitung erfolgt innerhalb eines Praxiseinsatzes in einem Fachbereich der zweiten Ausbildungsphase und wird vom jeweiligen Fachlehrer betreut.

Lehr-/Lerndesign

„Familie als System" und „Familenmedizin" werden überwiegend im Klassenverband vermittelt. Eine Übung zur Reflexion eigener familiärer Erfahrungen bietet den Schülern die Möglichkeit, eigene Erfahrungen mit einzubringen und den persönlichen Bezug zum Unterrichtsthema herzustellen. Die Auseinandersetzung mit den Familientheorien gliedert sich in ein Literaturstudium, ein anschließendes Referat und in eine Transferübung zur Anwendung des Gelesenen in die Praxis der Pflege. Eine Übung zur Technik des Patienteninterviews bietet die Möglichkeit, die Anwendung des theoretischen Wissens in einem geschützten Rahmen zu üben, Erfahrungen auszutauschen, Lösungen zu aufgetretenen Schwierigkeiten zu entwickeln, die Rolle des Interviewten und des Interviewers zu erleben und den Transfer zur Praxisaufgabe zu schaffen.

Andere Lernformen: siehe Praxisaufgabe.

Kompetenzen

Fachkompetenz

Fähigkeit, Fachwissen anzuwenden:

- erwirbt Kenntnisse über fachspezifische Methoden und Verfahren und wendet sie an
- wählt Methoden situationsgerecht aus.

Problemlösungsfähigkeit:

- orientiert Handeln an den Problemen, Zielen und Organisationsbedingungen

Methodische Kompetenz

Analysefähigkeit:

- erfasst und beachtet die individuelle Situation der Patienten
- erkennt aktuelle und stehende Probleme und zieht daraus sinnvolle Schlüsse

Personale Kompetenz

Selbstreflexivität:

- reflektiert die eigene Entwicklung
- reflektiert die berufliche Entwicklung

Soziale Kompetenz

Beziehungsfähigkeit:

- geht die beruflichen Beziehungen ein
- gestaltet die Beziehungen verlässlich
- hält Beziehungen aufrecht
- kann Beziehungen abschließen
- geht reflektiert mit Nähe und Distanz um

Empathie:

- nimmt Situationen aus Sicht der Betroffenen wahr

Ergebnissicherung

Entsprechend der Praxisaufgabe erstellt der Schüler ein Referat, das er in der Kleingruppe vorgestellt und diskutiert. Er erhält ein mündliches und schriftliches Feedback nach festgelegten Kriterien von den Mitschülern und dem Lehrenden. Fragen zu den theoretischen Inhalten erscheinen in einer Klausur in der Mitte der zweiten Ausbildungsphase.

Literatur

Chu V: Lebenslügen und Familiengeheimnisse. Sich selbst erkennen – freier leben. München: Goldmann; 2010

Buddeberg C (Hrsg.): Psychosoziale Medizin. Berlin: Springer; 2003

Frederich B: Wenn die Partnerschaft krank macht. München: Droemer/Knaur; 2000

Friedemann M L, Köhlen C: Familien- und umweltbezogene Pflege. Bern: Huber; 2010

Luhmann N: Soziale Systeme. Grundriss einer allgemeinen Theorie. Frankfurt/Main: Suhrkamp; 2010
Oerter R, Montada L (Hrsg.): Entwicklungspsychologie. Weinheim: Beltz; 2006
Redegeld M: Lebensqualität chronisch kranker Kinder und Jugendlicher. Eltern- vs. Kinderperspektive. Hamburg: Kovac; 2004
Schneewind K: Familienpsychologie. Stuttgart: Kohlhammer; 2010
von Uexküll T: Psychosomatische Medizin. Theoretische Modelle und klinische Praxis. München: Elsevier; 2010
Wagner F, Schnepp W: Familiengesundheitspflege in Deutschland. Bestandsaufnahme und Beiträge zur Weiterbildung und Praxis. Bern: Huber; 2010

3.2.30 Leben mit Behinderung

Modulbeschreibung

Basierend auf der praktischen Erfahrung während des Einsatzes im Zentrum für Querschnittgelähmte, soll hier die Gelegenheit zur Auseinandersetzung mit weiteren Formen der Behinderung geschaffen werden. Das Verständnis für das Erleben von Behinderung durch die Betroffenen ebenso wie durch Angehörige und Pflegende soll gefördert werden. Die Vernetzung verschiedenster Organisationen und Selbsthilfegruppen in der Betreuung behinderter Menschen wird verdeutlicht. Im Rahmen einer Praxisaufgabe erweitern die Schüler ihr Wissens- und Erfahrungsspektrum durch gezielte Auseinandersetzung mit Betroffenen auf verschiedenen Ebenen.

Altersspezifische Aspekte

Behinderungen können schon bei der Geburt bestehen oder in jedem Lebensalter auftreten. Dies trifft auch für die Querschnittlähmung zu; Patienten aller Altersgruppen werden am Praxisort betreut. Die spezielle Situation von Kindern und alten Menschen wird in diesem Modul herausgestellt.

Beziehung zu anderen Modulen

Das Modul steht am Ende der zweiten Ausbildungsphase, da zu diesem Zeitpunkt alle Schüler den Einsatz im Zentrum für Querschnittgelähmte bereits durchlaufen haben oder ihn parallel zum laufenden Modul absolvieren und somit eine direkte Anwendungsmöglichkeit für das Erlernte an zumindest einem Beispiel haben. Sie können zu diesem Zeitpunkt insbesondere auf die Kenntnisse aus den Modulen „Familie, Krise und Krankheit", „Kommunikation in schwierigen Situationen" und „Grundlagen der onkologischen Pflege" zurückgreifen und die dort erworbenen Kompetenzen in die Auseinandersetzung mit dem Thema Leben mit Behinderung integrieren.

Die besondere Situation älterer Menschen wird im Modul „Rehabilitative Pflege" vertieft. Zudem wird im Modul „Familie" das behinderte Kind im Zusammenhang mit seinen Angehörigen genauer behandelt.

Theorieunterricht: Leben mit Behinderung *Gesamtstunden: 58*	Std.	LLP	Dozent aus
Theoretische Grundlagen • Einführung in das Modul/Reflexion der bisherigen Erfahrungen • Begriff und Arten der Behinderung • medizinische, berufliche und soziale Rehabilitation • gesetzliche Bestimmungen • Träger und Einrichtungen der Rehabilitation	4	4.4.1 4.4.2 7.4.4	Pflegepädagogik
Leben mit Behinderung/Stellung der Behinderten in der Gesellschaft • Selbsthilfe-Organisationen: Bedeutung und Auftrag, Erwartungen an eine solche/Selbstbestimmung als Prinzip der Lebensgestaltung • Lebenshilfe: Auftrag, Arbeitsweise, Besichtigung von Werkstätten und Wohnbereichen, Gespräch mit Bewohnern • Behinderung in Abhängigkeit vom zugrunde liegenden Menschenbild und in unterschiedlichen Kulturen, soziale Situation der Behinderten in Deutschland, Vergleich mit anderen Staaten • Präimplantations- und vorgeburtliche Diagnostik, Konsequenzen für Menschen mit Behinderung • Sozialisierung und Lebensbewältigung behinderter Kinder und Jugendlicher • Behinderung als Krisensituation/Stigmatisierung, Bewältigungsstrategien, Erfahren von Alltagseinschränkungen als „Behinderter auf Zeit" • Sinnesbehinderung: Bearbeitung am Beispiel der Gehörlosigkeit	20	1.4.1 1.4.2 2.4.1 3.4.1 3.4.3 4.4.1 5.4.1 5.4.3 11.4.1 11.4.3 12.4.3	Pflegepädagogik
Pflege in Rehabilitationseinrichtungen • Rehabilitation als pflegerische Aufgabe • Langzeitpflege als spezielles Arbeitsfeld der Pflege • Anwendung/Vertiefung Pflegemodell Orem	6	4.4.2 6.4.2	Pflegepädagogik
Sinnesbehinderungen • Augenheilkunde (8 Std.) • Hals-, Nasen- und Ohrenheilkunde (8 Std.)	16	1.4.3	Medizin
Praxisauftrag • Auswertung (8 Std.) und Präsentation (4 Sd.) • Themenbeispiele: - Erleben von Behinderung durch Betroffene, Angehörige und Pflegende - im/durch das Alter behindert - das Kind mit Behinderung - Sexualität und Behinderung - Behindertensport - Behinderung und Arbeitsleben - Menschen mit Behinderung in Wissenschaft, Kunst und Medien - Städtebau/kommunale Angebote	12	4.4.1 4.4.2	Pflegepädagogik

Praxisaufgaben

Die Schüler erweitern ihr Wissens- und Erfahrungsspektrum durch gezielte Auseinandersetzung mit Betroffenen auf verschiedenen Ebenen. In Absprache mit den zuständigen Pflegepädagogen wählen Sie ein Thema, das sie selbstständig praxisbezogen in einem der vier Einsatzgebiete der zweiten Ausbildungsphase erarbeiten. Die Ergebnisse werden in der Klasse präsentiert.

Lehr-/Lerndesign

Neben dem Theorie-Unterricht gehört ein großer Anteil der Selbsterfahrung bzw. dem direkten Kontakt mit Menschen mit einer Behinderung. In Gesprächsrunden und Besuchen in verschiedenen Einrichtungen (z.B. Lebenshilfe) wird die individuelle Lebenssituation erlebbar. Der Praxisauftrag lässt genügend Freiraum, weitere individuelle Fragestellungen zu bearbeiten, von deren Auswertung wiederum die Gesamtgruppe profitieren kann.

Kompetenzen

Personale Kompetenz

Selbstreflexivität:

- nimmt eigene Erwartungen und Einstellungen wahr und steht dazu
- zieht Schlüsse für den Lernbedarf und das eigene Handeln
- reflektiert die berufliche Entwicklung

Ethische Grundhaltung:

- achtet auf ethische (und moralische) Aspekte
- erkennt die eigenen Werthaltungen und die der anderen Menschen

Fachkompetenz

Fähigkeit, Fachwissen anzuwenden:

- erwirbt Kenntnisse über fachspezifische Methoden und Verfahren und wendet sie an.

Transferfähigkeit:

- überträgt Konzepte und Erfahrungen auf neue Situationen

Methodische Kompetenz

Analysefähigkeit:

- erfasst und beachtet die individuelle Situation der Patienten
- erkennt aktuelle und stehende Probleme und zieht daraus sinnvolle Schlüsse

Ressourcenerschließung:

- erschließt die Ressourcen des Patienten

Soziale Kompetenz

Beziehungsfähigkeit:

- geht berufliche Beziehungen ein
- gestaltet Beziehungen verlässlich

Empathie:

- nimmt eine Situation aus der Sicht der Betroffenen wahr
- achtet die individuellen Bedürfnisse, die Intimsphäre

Ergebnissicherung

Die Erkenntnisse aus den Praxisaufgaben werden der Klasse präsentiert und nach festgelegten Kriterien durch die Mitschüler und den Fachlehrer beurteilt.

Die theoretischen Inhalte werden im Rahmen einer mündlichen Jahresabschlussprüfung geprüft.

Literatur

Bäcker G u. a.: Sozialpolitik und soziale Lage in Deutschland. Wiesbaden: Verlag für Sozialwissenschaften; 2010

Baudisch W (Hrsg.): Selbstbestimmt leben trotz schwerer Behinderungen? Schritte zur Annäherung an eine Vision. Münster: LIT; 2000

Blumenthal W, Rische H: Selbstbestimmung in der Rehabilitation. Interdisziplinäre Schriften in der Rehabilitation. Ulm: Universitätsverlag; 2000

Böhme G: Sprach-, Sprech-, Stimm- und Schluckstörungen. München: Elsevier; 2006

Goffman E: Stigma. Über Techniken der Bewältigung beschädigter Identität. Berlin: Suhrkamp; 2010

Huber N (Hrsg.): Lebensgeschichten behinderter Menschen. Freiburg/Breisgau: Lambertus; 1995

Knees C, Winkelheide M (Hrsg.): Ich bin nicht du – du bist nicht ich. Aus dem Leben mit behinderten Geschwistern. Aachen/Kevelaer: Butzon & Bercker; 1999

Lang S: Geschlecht: behindert – besonderes Merkmal: Frau. München: GRIN; 2008

Lürssen P, Ruscheweih C: Zwischen allen Stühlen. Leben mit multipler Sklerose. Frankfurt/Main: Mabuse; 2001

Mürner C: Verborgene Behinderungen: 25 Porträts bekannter behinderter Persönlichkeiten. Weinheim: Beltz; 2000

Rische H, Blumenthal W (Hrsg.): Selbstbestimmung in der Rehabilitation. Chancen und Grenzen. Ulm: Universitätsverlag; 2000

Rommelspacher B: Behindertenfeindlichkeit. Göttingen: Lamuv; 1999

Schuchardt E: Warum gerade ich? Leben lernen in Krisen – Leiden und Glaube. Fazit aus Lebensgeschichten eines Jahrhunderts. Göttingen: Vandenhoek und Ruprecht; 2006

Stiftung Deutsches Hygiene-Museum Dresden und Deutsche Behindertenhilfe Aktion Mensch (Hrsg.): Der imperfekte Mensch. Vom Recht auf Unvollkommenheit. Ostfildern: Hatje Cantz; 2001

Vohs M, Winter I (Hrsg.): Fachpflege Rehabilitation. München: Elsevier; 1999

3.2.31 Alter Mensch in Gesundheit und Krankheit II

Modulbeschreibung

Im Modul „Alter Menschen in Gesundheit und Krankheit II" soll gegen Ende der Ausbildung erneut der Fokus auf die spezielle Situation alter Menschen gelegt werden. Auf der Basis des inzwischen erworbenen Fachwissens setzen sich die Schüler noch einmal mit pflegerischen Problemsituationen sowie mit sozial- und kulturspezifischen Aspekten auseinander.

Darüber hinaus soll das Bewusstsein für Probleme und Möglichkeiten der Betreuung alter Menschen im Krankenhaus gestärkt werden.

Altersgruppenspezifische Aspekte

Dieses Modul konzentriert sich auf die Situation älterer Menschen.

Beziehung zu anderen Modulen

Das Modul baut auf den Modulen „Der gesunde Mensch in seinen Lebensphasen", „Ambulante Pflege" und „Alter Mensch in Gesundheit und Krankheit I" am Ende des ersten Ausbildungsjahres auf.

Theorieunterricht: Alter Mensch in Gesundheit und Krankheit II *Gesamtstunden: 16*	**Std.**	**LLP**	**Dozent aus**
• Reflexion der bisherigen Lernerfahrungen mit alten Menschen	2		Pflegepädagogik
• sozial- und kulturwissenschaftliche Aspekte: der Blick in fremde Kulturen, alt werden in der Fremde, Situation von Migranten	4	11.4.1 11.4.2 11.4.3	Pflegepädagogik
• Forum für besondere Pflegesituationen: Fallsituationen zum Schwerpunkt Demenz	4	2.4.9	Pflegepädagogik

Theorieunterricht: Alter Mensch in Gesundheit und Krankheit II *Gesamtstunden: 16*	Std.	LLP	Dozent aus
• Besuch eines geriatrischen Krankenhauses, Vorstellung des Konzepts durch ltd. Arzt und PDL sowie Führung	4	7.4.1 10.4.4 12.4.3	PDL Medizin
• abschließende Reflexion des Gelernten, Möglichkeiten der Umsetzung in der Akutpflege	2		Pflege-pädagogik

Lehr-/Lerndesign

In der Gesamtklasse wird ein breites Spektrum vom Lehrervortrag über Gruppendiskussionen bis hin zur praktischen Übung genutzt. Im Forum für besondere Pflegesituationen werden Fallsituationen durch Erfahrungsaustausch und Diskussion in Kleingruppen bearbeitet.

Kompetenzen

Personale Kompetenz

Selbstreflexivität:
- nimmt eigene Erwartungen und Einstellungen wahr und steht dazu
- zieht Schlüsse für den Lernbedarf und das eigene Handeln
- kennt eigene Stärken und Schwächen
- reflektiert die eigene Entwicklung
- reflektiert die berufliche Entwicklung

Offenheit:
- ist offen für fremde Erwartungen, Normen und Werte und geht tolerant damit um
- ist offen für positive und kritische Rückmeldungen
- ist offen für Veränderungen

Ethische Grundhaltung:
- achtet auf ethische (und moralische) Aspekte
- erkennt die eigenen Werthaltungen und die der anderen Menschen und reflektiert sie
- entwickelt eigene Positionen auf der Basis ethischer Grundwerte für die Pflege und orientiert das eigene Handeln entsprechend

Fachkompetenz

Transferfähigkeit:
- überträgt Konzepte und Erfahrungen auf neue Situationen
- integriert Pflegewissen und Wissen aus den Bezugswissenschaften in vorhandenes Wissen
- erfasst Auswirkungen auf die Weiterentwicklung des Berufes

Methodische Kompetenz

Analysefähigkeit:
- erfasst und beachtet die individuelle Situation der Patienten
- erkennt aktuelle und stehende Probleme und zieht daraus sinnvolle Schlüsse

Selbstständigkeit:
- ergreift die Eigeninitiative
- nutzt Medien gezielt für die Erschließung neuen Wissens

Soziale Kompetenz

Empathiefähigkeit:
- nimmt Situationen aus Sicht der Betroffenen wahr
- wendet sich fürsorglich den Patienten zu
- achtet die individuellen Bedürfnisse, die Intimsphäre
- verhält sich kongruent

Ergebnissicherung

Schriftliches, mündliches und praktisches Examen.

Literatur

Backes G M, Clemens W: Lebensphase Alter. Eine Einführung in die sozialwissenschaftliche Alternsforschung. Weinheim: Juventa; 2008

Bartholomeyczik S, Halek M (Hrsg.): Assessmentinstrumente in der Pflege. Hannover: Schlütersche; 2009

Berting-Hüneke C u. a.: Selbstständigkeit im Alter erhalten. Heidelberg: Springer; 2002

Freund K (Hrsg.): Fallbuch Alter Mensch. Vernetzt denken – Pflege verstehen. München: Elsevier; 2010

Garms-Homolová V, Gilgen R (Hrsg.): RAI 2.0 – Resident Assessment Instrument. Beurteilung, Dokumentation und Pflegeplanung in der Langzeitpflege und geriatrischen Rehabilitation. Bern: Huber; 2000

Garms-Homolová, V (Hrsg.): Assessment für die häusliche Versorgung und Pflege. Resident Assessment Instrument – Home Care. Bern: Huber; 2002

Jansen B u. a. (Hrsg.): Soziale Gerontologie. Ein Handbuch für Lehre und Praxis. Beltz: Weinheim; 1999

Jasper B: Gerontologie. Lehrbuch Altenpflege. Hannover: Vincentz; 2006

Johannes Gutenberg-Universität Mainz (Hrsg.): Interkulturelle Kompetenz in der Altenpflege. Unterrichtsmaterialien. Mainz: Achilles; 2005

Korecic J: Pflegestandards Altenpflege. Berlin: Springer; 2011

Köther I (Hrsg.): Altenpflege. Stuttgart: Thieme; 2005

Kruse A, Martin M (Hrsg.): Enzyklopädie der Gerontologie. Bern: Huber; 2004

Kruse A Wahl H: Zukunft Altern. Individuelle und gesellschaftliche Weichenstellungen. Heidelberg: Spektrum; 2010

Künzel-Schön M: Bewältigungsstrategien älterer Menschen. Grundlagen und Handlungsorientierungen für die ambulante Arbeit. Weinheim: Juventa; 2000

Nübel G, Remlein K H (Hrsg.): Der alte Mensch im Krankenhaus. Umsorgt oder entsorgt? Jahrbuch der Gerontopsychiatrie. Gerontopsychiatrisches Symposium 2000. Neumünster: Die Brücke; 2000

Matolycz E: Pflege von alten Menschen. Wien: Springer; 2010

Schirrmacher F: Das Methusalem-Komplott. München: Heyne; 2005

Schnepp W, Walter I: Multikulturalität in Pflege und Gesellschaft. Wien: Böhlau; 2009

Witterstätter K: Soziologie für die Altenarbeit – soziale Gerontologie. Freiburg/Breisau: Lambertus; 2003

3.2.32 Orientierung und Organisation III

Modulbeschreibung

Die Inhalte dieses Moduls bieten dem Lernenden eine kontinuierliche Orientierung in Bezug auf sein Lernumfeld und die Ausbildungsmodalitäten. Die Orientierung wird durch das regelmäßige Einplanen aktueller Stunden sichergestellt. Die Fortführung des Englisch-Unterrichtes stellt ein besonderes Merkmal dieses Moduls dar. Einen breiten Raum nehmen die individuelle Lernbegleitung und die Vorbereitungen auf das Examen ein.

Altersgruppenspezifische Aspekte

Die Inhalte dieses Moduls sind mit keiner speziellen Altersgruppe verknüpft.

Beziehung zu anderen Modulen

Das Modul kann als Aufbaumodul zu „Orientierung und Organisation II“ verstanden werden. Der Fachenglisch-Unterricht setzt die erste Lerneinheit in „Orientierung und Organisation I“ fort. Er soll vor dem Beginn des Wahleinsatzes (siehe „Kultursensible Pflege“) abgeschlossen sein.

Theorieunterricht: Orientierung und Organisation III *Gesamtstunden: 124*	**Std.**	**LLP**	**Dozent aus**
Allgemeine Orientierung • aktuelle Stunden zu anstehenden Fragen zur Ausbildung • Informationsstunden zu den einzelnen Praxisfeldern • Informationen zum Examen • Bilanzgespräche • Teilnahme am Bewerbungsverfahren	40	11.4.4 12.4.1	Pflege-pädagogik
Fachenglisch • vor dem Wahleinsatz	10	1.4.3 6.4.1	Sprach-wissenschaft
Examens-Vorbereitung • Wiederholungen/Vertiefungen zu verschiedenen Themen aus Pflege und Begleitwissenschaften (20 Std.) • Übungsklausuren mit Evaluation (2 x 20 Std.) • Übungsprüfungssituationen mündlich (8 Std.)	68		Pflege-pädagogik
Individuelle Lernbegleitung und Beratung • bei Arbeitsaufträgen, Pflegeprozessübungen und Leistungsnachweisen (durchschnittliche Stundenzahl)	6		Pflege-pädagogik
Studienzeit Examensvorbereitung • tariflich vorgeschriebene Studienzeiten vor dem schriftlichen Examen und vor dem mündlichen Examen (8 Tage)			

Praxisaufgaben

Keine.

Lehr-/Lerndesign

Die Orientierungsstunden finden überwiegend in der Gesprächsform statt. Hierbei werden sowohl Anliegen der Lerngruppe als auch des Lehrers thematisiert. Die individuelle Lernbegleitung in Einzelgesprächen wird durch Übungsklausuren/Übungsprüfungssituationen sowie eine umfangreiche Studienzeit ergänzt, in der sich die Schüler gezielt auf die Examensanteile vorbereiten.

Kompetenzen

Personale Kompetenz

Eigenverantwortung:
- nimmt Verantwortung für die Ausbildung wahr

Lernbereitschaft:
- nutzt Lernmöglichkeiten
- erschließt sich selbstständig neues Wissen
- bringt sich ein bei der Vereinbarung von Lernaufgaben
- übernimmt Verantwortung für die eigene Leistungskontinuität

Fachkompetenz

Fähigkeit, Fachwissen anzuwenden:
- wendet die pflegerische Fachsprache an
- versteht die englische Fachsprache

Transferfähigkeit:
- integriert Pflegewissen und Wissen aus den Bezugswissenschaften in vorhandenes Wissen

Ergebnissicherung

Examen.

Literatur

Ford Y: Nursing English Essentials. Bern: Huber; 2008

Hein B, Langer G: Prüfungswissen Pflege. München: Elsevier; 2011

Kellnhauser E: Fachenglisch für Pflegekräfte. Die Nutzung englischer Fachtermini am Beispiel der Pflege in den USA. Hannover: Schlütersche; 2003

Nauerth, A u. a. (Hrsg.): Endspurt Pflege. Schriftliche Abschlussprüfung 1. Tag. München: Elsevier; 2009

Nauerth, A u. a. (Hrsg.): Pflege. Schriftliche Abschlussprüfung 2. Tag. München: Elsevier; 2009

Nauerth, A u. a. (Hrsg.): Endspurt Pflege. Schriftliche Abschlussprüfung 3. Tag. München: Elsevier; 2009

Schewior-Popp S, Fischer R: Mündliche Prüfung Teil 1. Stuttgart: Thieme; 2007

Schewior-Popp S, Fischer R: Mündliche Prüfung Teil 2. Stuttgart: Thieme; 2007

Schewior-Popp S, Fischer R: Schriftliche Prüfung Tag 1. Stuttgart: Thieme; 2008

Schewior-Popp S, Fischer R: Schriftliche Prüfung Tag 2. Stuttgart: Thieme; 2008

Schewior-Popp S, Fischer R: Schriftliche Prüfung Tag 3. Stuttgart: Thieme; 2008

Schön J: Arbeitsheft und Prüfungsvorbereitung Altenpflege. Stuttgart: Thieme; 2011

van de Wiel A, Schmitz G: Fachenglisch für Pflegeberufe. Brush up your English – fast and easy. Stuttgart: Thieme; 2002

3.2.33 Pflege als Beruf III

Modulbeschreibung

In diesem Modul werden gegen Ende der Ausbildung insbesondere Aspekte beleuchtet, die die Professionalisierung des Pflegeberufes verdeutlichen. Dabei handelt es sich um Themen, die über die tägliche pflegerische und organisatorische Arbeit mit Patienten hinausgehen und den Blickwinkel auf die gesamte Institution, auf die Gesellschaft und den Berufsstand erweitern. Die Schüler erweitern damit ihr Verständnis für die berufliche Position der Pflege in der Organisation Krankenhaus und in der Gesellschaft. Überdies soll ihnen die persönliche Verantwortung für das Berufsbild in der Gesellschaft deutlich werden. Die Reflexion des bereits entwickelten Berufsbildes mit aktuellen Bezügen aus der Erwachsen-, Kinder- und Altenpflege ist dafür eine Grundvoraussetzung.

Das Modul untermauert das Wissen über komplexere gesellschaftliche und berufliche Zusammenhänge. Dadurch werden die Autonomie und das berufliche Selbstverständnis der Schüler gefördert und ihr Beurteilungsvermögen gestärkt. Ein wichtiges Element dieses Moduls ist auch die Auseinandersetzung mit Pflegetheorie und -forschung. Als letzte Theoretikerin wird Martha Rogers (1997) vorgestellt. Zusätzlich wird das Verständnis für Pflegewissenschaftliche Forschung vertieft.

Altersgruppenspezifische Aspekte

Die Inhalte dieses Moduls sind mit keiner speziellen Altersgruppe verknüpft.

Beziehung zu anderen Modulen

Die Schüler können in diesem Modul auf ihr Wissen aus allen vorausgegangenen Modulen aufbauen, insbesondere „Pflege als Beruf I und II“.

Theorieunterricht: Pflege als Beruf III *Gesamtstunden: 85*	**Std.**	**LLP**	**Dozent aus**
Pflegedienst und Organisation • Grundlagen der Betriebswirtschaftslehre, Krankenhausfinanzierung, Arbeitszeitmodelle, Dienstplangestaltung, Personalbudget (8 Std.) • Organisationssoziologie (8 Std.)	16	7.4.4 8.4.5	Pflegepädagogik
Rechtskunde • Arbeitsrecht im Krankenpflegegesetz, Arbeitsschutz (4 Std.) • Grund- und Menschenrechte, berufsbezogene Gesetze, Prinzipien der sozialen Sicherungen (Solidar-/Subsidiaritätsprinzip) (8 Std.)	12	7.4.4 11.4.2	Pflegepädagogik
Qualitätsmanagement • Grundbegriffe des Qualitätsmanagements, Gesetzgebung (4 Std.) • Beispiele von Zertifizierungsverfahren (DIN ISO, KTQ, EFQM) (8 Std.) • Instrumente der pflegerischen Qualitätssicherung, Expertenstandards (2 Std.) • clinical pathways, case management (2 Std.)	16	7.4.2	Pflegepädagogik
Berufliches Selbstverständnis • Beruf und Profession, Akademisierung, nationale und internationale Studiengänge (4 Std.) • Karriereplanung, Fort- und Weiterbildungen (2 Std.) • Arbeitszeugnisse (1Std.) • Arbeitsverträge, Bewerbungsgespräche (2 Std.)	9	10.4.1 10.4.2	Pflegepädagogik Pflegedirektion
Pflegetheorien • Einführung: theoretische Grundlagen nach Martha Rogers (1997)	6	1.4.4 6.4.1 6.4.2 6.4.3	Pflegepädagogik
Pflegeforschung • Begriffsklärungen (2 Std.) • Umgang mit Forschungsergebnissen (4 Std.) • Studien aus Alten-, Kinder- und Krankenpflege lesen und bewerten (16 Std.)	22	1.4.4 6.4.1 6.4.2 6.4.3	Pflegepädagogik
• Vertiefung Pflegediagnosen anhand von Fallsituationen	4		Pflegepädagogik

Praxisaufgaben

Keine.

Lehr-/Lerndesign

Die Unterrichte zu den einzelnen Themen sind so konzipiert, dass sich die Erfahrungen der Schüler aus der Praxis mit dem Expertenwissen der einzelnen Dozenten verbinden können. Neben Kleingruppenarbeiten und Literaturstudium gibt reichlich Gelegenheit für Diskussion und gegenseitigen Austausch.

Kompetenzen

Personale Kompetenz

Selbstreflexivität:
- nimmt eigene Erwartungen und Einstellungen wahr und steht dazu
- zieht Schlüsse für den Lernbedarf und das eigene Handeln
- kennt eigene Stärken und Schwächen
- reflektiert die eigene Entwicklung
- reflektiert die berufliche Entwicklung

Lernbereitschaft:
- ist bereit, aus eigenen und fremden Erfahrungen zu lernen
- zeigt Interesse an Lernangeboten
- nutzt Lernmöglichkeiten
- erschließt sich selbstständig neues Wissen
- bringt sich ein bei der Vereinbarung von Lernaufgaben
- übernimmt Verantwortung für die eigene Leistungskontinuität

3

Fachkompetenz

Transferfähigkeit:
- übertragt Konzepte und Erfahrungen auf neue Situationen
- integriert Pflegewissen und Wissen aus den Bezugswissenschaften in vorhandenes Wissen
- erfasst Auswirkungen auf die Weiterentwicklung des Berufes

Organisationsfähigkeit:
- analysiert und koordiniert Arbeitsprozesse
- hierarchisiert anstehende Aufgaben
- beachtet die Gesamtsituation
- plant Zeitbedarf realistisch ein
- nutzt Organisationsstrukturen
- geht systematisch vor
- bereitet sich auf die Übernahme /Übergabe von Aufgaben vor
- teilt wesentliche organisatorische Änderungen frühzeitig mit
- macht Vorschläge zur Verbesserung der Organisation

Qualitätsbewusstsein:
- informiert sich über Standards/Leitlinien, hält diese ein bzw. befolgt sie
- bezieht neue Erkenntnisse ein
- reagiert flexibel auf situative Erfordernisse
- handelt materiell und zeitlich ökonomisch

Methodische Kompetenz

Vernetzungsfähigkeit:
- führt Wissen und Methoden im Handeln zusammen
- vernetzt das eigene Handeln mit dem aller Beteiligten (Pflegeteam/Schüler/Angehörige/ andere Professionen/Behörden)
- stellt eigenes Wissen zur Verfügung unter Wahrung der gebotenen Diskretion
- setzt sich wirksam für die Anliegen des Pflegeberufes gegenüber Institutionen und der Öffentlichkeit ein

Ergebnissicherung

Durch Examen, später in der Ausübung des Berufs.

Literatur

Bechtel P: Erfolgreiches Pflegemanagement im Krankenhaus. Antworten auf Führungsfragen von morgen. Hürth: CW Haarfeld; 2009

Behrens J, Langer G: Evidence-based Nursing and Caring. Methoden und Ethik der Pflegepraxis und Versorgungsforschung. Bern: Huber; 2010

Brandenburg H, Dorschner S (Hrsg.): Pflegewissenschaft 1. Lehr- und Arbeitsbuch zur Einführung in das wissenschaftliche Denken in der Pflege. Bern: Huber; 2008

Brandenburg H, Panfil E M, Mayer H (Hrsg.): Pflegewissenschaft 2. Lehr- und Arbeitsbuch zur Einführung in die Methoden der Pflegeforschung. Bern: Huber; 2007

Conzen C, Freund J, Overlander G: Pflegemanagement heute. Ökonomie, Personal, Qualität verantworten und organisieren. München: Elsevier; 2008

Dangel B: Von der wissenschaftlichen Krankenpflege zur evidenzbasierten Pflegewissenschaft. Historische und systematische Anmerkungen zu einhundert Jahren Pflegewissenschaft. Aachen: Shaker; 2010

Debatin J F, Ekkernkamp A, Schulte B (Hrsg.): Krankenhausmanagement. Strategien, Konzepte, Methoden. Berlin: MWV; 2010

Haeske-Seeberg, H: Handbuch Qualitätsmanagement im Krankenhaus. Stuttgart: Kohlhammer; 2008

Hahne B: Qualitätsmanagement im Krankenhaus. Konzepte, Methoden, Implementierungshilfen. Düsseldorf: Symposion Publishing; 2011

Haller D: Grounded Theory in der Pflegeforschung. Bern: Huber; 2000

Haubrock M, Schär W (Hrsg.): Betriebswirtschaft und Management im Krankenhaus. Bern: Huber; 2007

KTQ-GmbH (Hrsg.): KTQ-Manual/KTQ-Katalog ab 2009 – Krankenhaus. Berlin: Grimm; 2009

Käppeli S: Pflegewissenschaft in der Praxis. Eine kritische Reflexion. Bern: Huber; 2011

Kamiske G F, Brauer J P: ABC des Qualitätsmanagements. München: Hanser; 2008

Lüngen M, Lauterbach K W: DRG in deutschen Krankenhäusern. Umsetzung und Auswirkungen. München: Schattauer; 2003

Mayer H: Pflegewissenschaft – von der Ausnahme zur Normalität. Ein Beitrag zur inhaltlichen und methodischen Standortbestimmung. Wien: Facultas; 2009

Moers M, Schiemann D, Schepp W: Pflegforschung zum Erleben chronisch kranker und alter Menschen. Huber: Bern; 1999

Müller G, Gross D: Pflegewissenschaft praxisnah. Antworten auf klinisch relevante Fragen. Wien: Facultas; 2012

Offermann C: Selbst- und Qualitätsmanagement für Pflegeberufe. Ein Lehr- und Arbeitsbuch. Bern: Huber; 2002

Olbrich C: Pflegekompetenz. Bern: Huber; 2009

Peters-Alt J: DRG aus Sicht der Pflege. Notwendigkeit und Grenzen eines Pflegefaktors. Stuttgart: Kohlhammer; 2005

Remmers H: Pflegewissenschaft im interdisziplinären Dialog. Eine Forschungsbilanz. Göttingen: V&R Unipress; 2011

Rogers M: Theoretische Grundlagen der Pflege. Eine Einführung. Freiburg/Breisgau: Lambertus; 1997

Schaeffer D, Wingenfeld K. (Hrsg.): Handbuch Pflegewissenschaft. Weinheim: Juventa; 2010

Schaeffer D, Müller-Mundt G (Hrsg.): Qualitative Gesundheits- und Pflegeforschung. Bern: Huber; 2002

3.2.34 Kultursensible Pflege

Modulbeschreibung

Das Modul begleitet einen Praxiseinsatz, der als Wahleinsatz in der dritten Ausbildungsphase den Schülern die Möglichkeit bietet, Pflege überall auf der Welt kennenzulernen. Im Mittelpunkt stehen Aspekte der kultursensiblen Pflege, sowohl in Bezug zu Patienten als auch zum Pflegepersonal. Außerdem werden die wesentlichen Inhalte der Tropenmedizin als Vorbereitung auf den Einsatz in entsprechenden Ländern unterrichtet. Nach der Rückkehr stellen die Schüler ihre Erfahrungen und Erkenntnisse sowohl ihren Mitschülern als auch den Schülern des folgenden Jahrganges vor.

Altersgruppenspezifische Aspekte

Die Situation von Kindern aus Migrationsfamilien wird eingehend beleuchtet. Die besonderen Anforderungen an die Pflege älterer Migranten werden im Modul „Alter Mensch in Gesundheit und Krankheit II" in der gleichen Ausbildungsphase thematisiert.

Beziehung zu anderen Modulen

Interkulturelle Kompetenz wird in den drei Jahren in unterschiedlichen Modulen thematisiert, an dieser Stelle werden die Gedanken zusammengeführt. Die Situation älterer Migranten wird im Modul „Alter Mensch in Gesundheit und Krankheit II" beleuchtet. Fachenglisch wurde in den Modulen „Grundlagen und Orientierung I und III" unterrichtet.

Theorieunterricht: Kultursensible Pflege *Gesamtstunden: 42*	Std.	LLP	Dozent aus
• Einführung: grundlegende Dimensionen von Kulturerleben (6 Std.) • legale und illegale Migration bei Kindern und Jugendlichen* (4 Std.) • kultursensible Pflegekompetenz (4 Std.) • Gesundheitsverständnis in verschiedenen Kulturen (4 Std.) • tropenmedizinische Vorbereitung auf den weltweiten Praxiseinsatz (4 Std.) • Auswertung des Praxiseinsatzes • kulturspezifische Erfahrungen (4 Std.) • Referate (16 Std.) • Fachenglisch: siehe „Grundlagen“ und „Orientierung I und III“	42	5.4.4 8.4.1 8.4.2 11.4.3 12.4.2	Pflege-pädagogik

*Migration bei älteren Menschen: siehe Module „Alter Mensch in Gesundheit und Krankheit I und II“.

3

Praxisaufgaben

Im Rahmen des praktischen Einsatzes wird ein Referat erstellt, in dem Eindrücke, Erlebnisse, Erfahrungen und daraus gewonnene Erkenntnisse festgehalten werden. Diese Erkenntnisse werden in einer Präsentation der Gesamtklasse und z. T. dem folgenden Kurs vorgestellt und im Anschluss ausgewertet.

Lehr-/Lerndesign

Neben Unterrichten zur Wissensvermittlung setzen sich die Schüler in Gruppengesprächen und Diskussionen mit der Thematik auseinander. Anhand konkreter Beobachtungsaufträge gewinnen sie Erkenntnisse während ihres Einsatzes, die sie anschließend präsentieren und mit ihren Mitschülern diskutieren.

Kompetenzen

Personale Kompetenz

Selbstreflexivität:
- nimmt eigene Erwartungen und Einstellungen wahr und steht dazu
- zieht Schlüsse für den Lernbedarf und das eigene Handeln
- reflektiert die eigene Entwicklung
- reflektiert die berufliche Entwicklung

Belastbarkeit:
- kennt die eigenen Möglichkeiten und Grenzen
- holt sich adäquate Unterstützung, um Anforderungen zu bewältigen
- nutzt vorhandene Ressourcen

Offenheit:
- ist offen für fremde Erwartungen, Normen und Werte und geht tolerant damit um
- ist offen für positive und kritische Rückmeldungen
- ist offen für Veränderungen

Fachkompetenz

Problemlösungsfähigkeit:
- orientiert Handeln an den Problemen, Zielen und Organisationsbedingungen
- handelt bei Bedarf Kompromisse aus

Sozialkompetenz

Konfliktfähigkeit:
- nimmt Konflikte wahr und spricht sie an
- trägt aktiv zu konstruktiven Lösungen bei
- äußert den eigenen Standpunkt
- bewältigt Konflikte, ggf. mit Hilfe von außen

Empathie:

- nimmt Situationen aus Sicht der Betroffenen wahr
- wendet sich fürsorglich den Patienten zu
- achtet die individuellen Bedürfnisse, die Intimsphäre
- verhält sich kongruent

Ergebnissicherung

Nach der Rückkehr aus dem jeweiligen Praxiseinsatz treffen sich alle Schüler zu einer „Reisenachbesprechung" mit dem Schwerpunkt Pflege im Kulturvergleich. Zur Präsentation ihrer im Einsatz gewonnenen Erkenntnisse erhalten sie eine Rückmeldung durch die betreuenden Lehrer.

Literatur

Diesfeld H-J, Krause G, Teichmann D: Praktische Tropen- und Reisemedizin. Stuttgart: Thieme 2003

Domenig D: Transkulturelle Kompetenz. Lehrbuch für Pflege-, Gesundheits- und Sozialberufe. Bern: Huber; 2007

Frank R (Hrsg.): Kinder zwischen den Kulturen. München: Marseille; 2009

Hax-Schoppenhorst T, Jünger S: Seelische Gesundheit von Menschen mit Migrationshintergrund. Wegweiser für Pflegende. Stuttgart: Kohlhammer; 2010

Keller F B: Krank – warum? Vorstellungen der Völker, Heiler, Mediziner. Ostfildern: Hatje Cantz; 1996

Klischies R, Panther U, Singbeil-Grischkat V: Hygiene und medizinische Mikrobiologie. Lehrbuch für Pflegeberufe. Stuttgart: Schattauer 2008

Leininger M, Reynolds C: Einführung in die transkulturelle Pflege. Berlin: Ullstein; 1999

Lenthe U: Transkulturelle Pflege. Kulturspezifische Faktoren erkennen, verstehen, integrieren. Wien: Facultas; 2010

Mabuseverlag (Hrsg.): Schwerpunkt: Migration und Gesundheit. Dr. Med. Mabuse 178; März/April 2009; S. 23 ff

Reichart E: Deutschland gefühlte Heimat. Hier zu Hause und trotzdem fremd. München: dtv: 2008

Schlack H G, von Kries R, Thyen U (Hrsg.): Sozialpädiatrie. Gesundheitswissenschaft und pädiatrischer Alltag. Heidelberg: Springer; 2009

Sieling D: Kulturelle Identität in der Pflege. Fallverstehen und Regelwissen als Grundlage kultursensibler Kompetenz am Beispiel familiärer Strukturen von türkischen Migranten aus den ländlichen Gebieten Anatoliens (1. Generation). Hamburg: Diplomica; 2008

Tolsdorf M: Verborgen. Gesundheitssituation und -versorgung versteckt lebender Migrantinnen in Deutschland und in der Schweiz. Bern: Huber; 2008

3.2.35 Anleiten und Beraten

Modulbeschreibung

Dieses Modul bereitet die Schüler auf ihre pädagogischen Aufgaben im Zusammenhang mit der zu Beginn der dritten Ausbildungsphase geplanten Einarbeitung der neuen Mitschüler vor. Das Anleiten und Beraten von Patienten, deren Angehörigen sowie von Schülern, Kollegen und neuen Mitarbeitern gehört zum Auftrag und zur Kompetenz von Pflegenden. Dazu werden pädagogische, lernpsychologische und didaktische Grundlagen vermittelt. Die Schüler planen eine individuelle Anleitung und führen sie durch. Während der Anleitezeit werden sie einmal in der jeweiligen Abteilung als Klinikgruppe zusammengeführt. Hier können sie ihre Erfahrungen mit den anderen Schülern teilen und gemeinsam mit dem Fachlehrer reflektieren. In Form einer Hausarbeit wird der Anleiteprozess von der Bedingungsanalyse bis zur Auswertung dokumentiert und reflektiert.

Altersgruppenspezifische Aspekte

Während Pädagogik meist im Zusammenhang mit Kindern gesehen wird, geht es in diesem Modul um junge Erwachsene als Pflegende sowie um Erwachsene und auch ältere Menschen sowohl als Patienten als auch als Angehörige.

Beziehung zu anderen Modulen

Das Modul baut auf Grundkenntnisse zur Kommunikation und Gesprächsführung aus den Modulen „Wahrnehmen, Kennenlernen, in Beziehung treten" und „Kommunikation in schwierigen Situationen" auf.

Theorieunterricht: Anleiten und Beraten *Gesamtstunden: 36*	**Std.**	**LLP**	**Dozent aus**
Anleiten und Beraten als pädagogische Aufgabe der Pflege • Beratungshaltung, Formen der Beratung, Gesprächstechniken • Übung zu Beratungsgesprächen	6	3.4.3	Pflegepädagogik
• Reflexion der eigenen Lernerfahrungen anhand der Theorie des Kompetenzerwerbs nach Benner	4	3.4.3 6.4.2.	Pflegepädagogik
Lern- und Motivationspsychologie • Motivations- und Lerntheorien	6	11.4.4	Pflegepädagogik
Lernplanung zum Anleiten • Bedingungsanalyse, Lernschritte, Methoden des Lehrens und Lernens, Lernziele	6	3.4.3 11.4.4	Pflegepädagogik
• Aufgaben- und Rollenreflexion als Anleiter	4	3.4.3	Pflegepädagogik
• Kennenlernen des anzuleitenden Schülers und Erstellen einer Bedingungsanalyse (4 Std.) • Studienzeit für Hausarbeit (4 Std.)	8	3.4.3 11.4.4	Pflegepädagogik
Klinikgruppe • Bestandsaufnahme; Zwischengespräch	2		Pflegepädagogik

Praxisaufgaben

Die Schüler begleiten einen Schüler aus der ersten Ausbildungsphase in den ersten zwei Wochen seines ersten klinischen Einsatzes. Sie führen die neuen Schüler in das pflegerische Aufgabenfeld ein, leiten sie an und geben ihnen Rückmeldungen zu den ersten durchgeführten pflegerischen Tätigkeiten. Dabei reflektieren und überprüfen sie ihr eigenes Können und Wissen, ihre Haltungen und Einstellungen.

Lehr-/Lerndesign

Zunächst werden persönliche Erfahrungen, insbesondere auch aus dem eigenen ersten Praxiseinsatz in Kleingruppen und im Plenum, ausgetauscht. In einem Rollenspiel zum Beraten werden Lernsituationen anhand gemeinsam erarbeiteter Kriterien geübt und analysiert. Die Bedingungsanalyse für Station, Anleiter und Schüler wird in Einzelarbeit erstellt. In einer gemeinsamen Unterrichtseinheit üben die Schüler verschiedene Anleitesituationen und lernen dabei einander kennen.

Kompetenzen

Personale Kompetenz

Autonomie:

- setzt sich Ziele
- reagiert flexibel auf situative Anforderungen
- setzt Prioritäten begründet
- trifft Entscheidungen

Selbstreflexivität:

- nimmt eigene Erwartungen und Einstellungen wahr und steht dazu
- zieht Schlüsse für den Lernbedarf und das eigene Handeln
- kennt eigene Stärken und Schwächen
- reflektiert die eigene Entwicklung
- reflektiert die berufliche Entwicklung

Fachkompetenz

Problemlösungsfähigkeit:

- orientiert Handeln an den Problemen, Zielen und Organisationsbedingungen
- handelt bei Bedarf Kompromisse aus

Soziale Kompetenz

Beziehungsfähigkeit:

- geht die beruflichen Beziehungen ein
- gestaltet die Beziehungen verlässlich
- hält Beziehungen aufrecht
- kann Beziehungen abschließen
- geht reflektiert mit Nähe und Distanz um

Rollenflexibilität:

- nimmt die eigene Rolle in unterschiedlichen Zusammenhängen bewusst ein/wahr
- nimmt die Rollen anderer bewusst wahr und kann sie einschätzen
- verdeutlicht ggf. die jeweilige Rolle
- sucht Klärung bei Rollenkonflikten

Kommunikationsfähigkeit:

- gestaltet die verbale und nonverbale Kommunikation situationsgerecht und eindeutig
- geht auf andere Menschen zu
- spricht Gefühle an
- äußert Wertschätzung oder Ablehnung eindeutig
- gibt Rückmeldung
- beendet Kommunikation
- wendet Sprache adressatengerecht an

Ergebnissicherung

Die Schüler erstellen als Hausarbeit eine ausführliche Bedingungsanalyse über sich (Vorerfahrungen, Stärken, Schwächen, Lerntyp), den Einsatzort und den zu begleitenden Schüler. Aus dieser Bedingungsanalyse ziehen sie Schlussfolgerungen für die Anleitephase und stellen die inhaltlichen und pädagogischen Schwerpunkte der Anleitung innerhalb eines groben Zeitrasters dar.

Exemplarisch wird eine Anleitesituation herausgegriffen, ausführlich dargestellt und reflektiert. Der Fachlehrer gibt eine schriftliche Rückmeldung zu den Hausarbeiten.

Literatur

Bachmair S u. a.: Beraten will gelernt sein. Ein praktisches Lehrbuch für Anfänger und Fortgeschrittene. Weinheim: Beltz; 2011

Benner P, Tanner C A, Chesla C A: Pflegeexperten. Pflegekompetenz, klinisches Wissen und alltägliche Ethik Bern: Huber; 2000

Bohrer A, Rüller H: Praxiseinsatz prozessorientiert planen, durchführen, evaluieren. Prodos; 2003

Denzel S: Praxisanleitung für Pflegeberufe. Beim Lernen begleiten. Stuttgart: Thieme; 2007

Doenges M E, Townsend M C, Moorehouse M F: Psychiatric Care Plan. Guideline for Individualizing Care. Philadelphia: F.A. Davis; 1998

Gage N, Berliner D: Pädagogische Psychologie. Weinheim: Beltz; 1996

Hornung R, Lächler J: Psychologisches und soziologisches Grundwissen für Gesundheits- und Krankenpflegeberufe. Lehrbuch und Nachschlagewerk. Weinheim: Beltz; 2012

Klafki W: Neue Studien zur Bildungstheorie und Didaktik. Zeitgemäße Allgemeinbildung und kritisch-konstruktive Didaktik. Weinheim: Beltz; 2007

Klug Redman B: Patientenedukation. Kurzlehrbuch für Pflege- und Gesundheitsberufe. Bern: Huber; 2009

Lefrancois G R: Psychologie des Lernens. Berlin: Springer; 2006

Nolting H-P, Paulus P: Psychologie lernen. Eine Einführung und Anleitung. Weinheim: Beltz; 2009

Olbrich C: Pflegekompetenz. Bern: Huber; 2010

Weinberger S: Klientenzentrierte Gesprächsführung. Lern- und Praxisanleitung für psychosoziale Berufe. Weinheim: Juventa; 2011

Zimbardo P, Gerrig R: Psychologie: München: Pearson; 2008

3.2.36 Pflege in lebensbedrohlichen Situationen

Modulbeschreibung

In diesem Modul erhalten die Schüler einen Einblick in den Intensiv- und Funktionspflegebereich. Durch die demografische und medizinisch-technische Entwicklung gewinnt dieser Bereich eine zunehmende Bedeutung gerade auch für die Pflege. Die Schüler lernen, wie Patienten in lebensbedrohlichen Situationen empathisch, ganzheitlich und fachlich sicher beobachtet und gepflegt werden.

Bei dem vermittelten Pflegewissen wird der Schwerpunkt auf die Basisinhalte der Intensiv- und Funktionspflege gelegt. Die pflegetechnischen Aspekte werden durch Übungssequenzen wie z. B. Reanimationstraining gefestigt.

Altersgruppenspezifische Aspekte

Lebensbedrohliche Situationen mit anschließender intensivpflegerischer Betreuung können in jeder Lebensphase auftreten. In diesem Modul werden die besonderen Anforderungen des Kindesalters im Zusammenhang mit Neonatologie und Kinder-Intensivstation behandelt.

Beziehung zu anderen Modulen

Dieses Modul ist bewusst im dritten Ausbildungsabschnitt verankert, da es vielfältige Kenntnisse und Erfahrungen in der Pflege voraussetzt. Inhaltlich baut es insbesondere auf den Modulen „Begegnung mit Krise und Krankheit I und II“, „Mensch im Krankenhaus“, „Bewegung und Belastbarkeit“ sowie „Kommunikation in schwierigen Situationen“ auf.

Theorieunterricht: Pflege in lebensbedrohlichen Situationen *Gesamtstunden: 80*	**Std.**	**LLP**	**Dozent aus**
Patientenerleben auf der Intensivstation • Sicherheit durch engmaschige Überwachung vs. Unsicherheit durch ungewohnte Umgebung/Apparate • Auswirkungen auf/Konsequenzen für das Pflegepersonal	2	2.4.4 3.4.4	Pflegepädagogik
Versorgung von Patienten in Notfallsituationen • Reanimation: Reanimationstraining, Intubation, Notfallmedikamente; rechtliche Grundlagen und ethische Aspekte • Verbrennungen	16	1.4.3 9.4.1	Notfallmedizin Pflegepädagogik

Theorieunterricht: Pflege in lebensbedrohlichen Situationen *Gesamtstunden: 80*	Std.	LLP	Dozent aus
Der beatmete Patient • Pflege von intubierten und tracheotomierten Patienten • Arten von Tubi und Trachealkanülen • Bronchialtoilette und Absaugen • Beatmungsentwöhnung, Extubation • Überwachung des Patienten, Blutgasanalyse • Kommunikation mit beatmeten Patienten • Beatmungsarten und Geräte • Umgang mit Beatmungsgeräten/MedGV • Sedierung	6	2.4.5 8.4.3 8.4.4	Intensivpflege
Der bewusstseinsgestörte Patient • Komaarten: Kategorisierung (Skalen), Überwachungsmaßnahmen und Pflegeinterventionen • Basale Stimulation: subjektives Erleben der Wahrnehmungsstörung; Orientierungshilfen/Übungen	14	2.4.9 2.4.13	Pflegepädagogik
Das Kind auf der Intensivstation • Unterschiede zur Erwachsenenpflege • Beatmung • Neonatologie	4	2.4.5 8.4.3 8.4.4	Kinderintensiv-pflege
Überwachung der Vital- und Stoffwechselfunktionen • EKG • Pflege eines Patienten mit akuter Pankreatitis • Pflegeschwerpunkte nach Herzoperationen (Thoraxdrainagen) • chirurgische Interventionen bei Herzerkrankungen	10	8.4.1	Pflegepädagogik Medizin
Blutverlust und Gerinnungsstörungen • Schockarten, Verbrauchskoagulopathie • Richten und Überwachen von Transfusionen	6	8.4.2 8.4.4	Medizin Pflegepädagogik
Der Transplantationspatient • Transplantationschirurgie; Fragestellungen bei Organspendern und -empfängern • Herztransplantation: Sicht eines Betroffenen • Pflege von Patienten in der Aplasiephase; Schutzisolation • Hämatologie/Immunstörungen/HIV	12	8.4.2, 2.4.5 8.4.2	Medizin Patient Pflegepädagogik Medizin
• Hygiene auf der Intensivstation am Beispiel MRSA	2	2.4.5	Pflegepädagogik
• neurochirurgische Krankheitslehre	8	8.4.2	Medizin

Praxisaufgaben

Keine.

Lehr-/Lerndesign

Die Vermittlung von Fachwissen erfolgt über Literaturbearbeitung, Diskussion und Lehrervortrag. Die pflegetechnischen und manuellen Anteile (Reanimationstraining, broncho-tracheales Absaugen, Richten von Transfusionen, Methoden der Basalen Stimulation) werden im Skills-Lab durch Demonstration veranschaulicht und von den Schülern eingeübt.

Kompetenzen

Personale Kompetenz

Autonomie:

- setzt sich Ziele
- reagiert flexibel auf situative Anforderungen
- setzt Prioritäten begründet
- trifft Entscheidungen

Belastbarkeit:

- hält den physischen und psychischen Belastungen stand
- kennt die eigenen Möglichkeiten und Grenzen
- holt sich adäquate Unterstützung, um Anforderungen zu bewältigen
- nutzt vorhandene Ressourcen

Ethische Grundhaltung:

- achtet auf ethische (und moralische) Aspekte
- erkennt die eigenen Werthaltungen und die der anderen Menschen und reflektiert sie
- entwickelt eigene Positionen auf der Basis ethischer Grundwerte für die Pflege
- orientiert das eigene Handeln entsprechend

Fachkompetenz

Transferfähigkeit:

- überträgt Konzepte und Erfahrungen auf neue Situationen
- integriert Pflegewissen und Wissen aus den Bezugswissenschaften in vorhandenes Wissen

Methodische Kompetenz

Vernetzungsfähigkeit:

- führt Wissen und Methoden im Handeln zusammen

Psychomotorische Fähigkeit:

- kann die eigenen Fähigkeiten einschätzen und trainieren
- wendet Ausgleichsmethoden rechtzeitig an

Soziale Kompetenz

Kommunikationsfähigkeit:

- gestaltet die verbale und nonverbale Kommunikation situationsgerecht und eindeutig

Empathie:

- nimmt Situationen aus Sicht der Betroffenen wahr

Ergebnissicherung

Schriftliches und mündliches Examen.

Literatur

Chellel A (Hrsg.): Reanimation. Praxishandbuch für Pflegeberufe. Bern: Huber; 2002

Bauder-Mißbach H: Kinästhetik in der Intensivpflege. Frühmobilisation von schwerstkranken Patienten. Hannover: Schlütersche; 2006

Burckhardt M: Organtransplantation und Individualität. Zwischen Selbstbestimmung und Schicksal. Erfahrungen, Gedanken, Daten und Fakten zur Organtransplantation. Borchen: Möllmann; 2011

Firschau U, Kahl C (Hrsg.): Schädel-Hirn-Trauma. Pflege und Rehabilitation. Stuttgart: Kohlhammer; 2002

Firsching R, Synowitz H J, Wolf F: Professionelle neurologische und neurochirurgische Pflege. Bern: Huber; 2003

Flake F, Hoffmann B (Hrsg.): Leitfaden Rettungsdienst. München: Elsevier; 2011

Homburg E, Hecker P (Hrsg.): Transplantationspflege. Lengerich: Pabst; 2010

Josuks H, Pech G: Praxisanleitung in der Intensiv- und Anästhesiepflege. Grundlagen, Methodik, Pflegestandards. Hannover: Schlütersche; 2001

Knipfer E, Kochs E (Hrsg.): Klinikleitfaden Intensivpflege. München: Elsevier; 2008

Larsen R: Anästhesie und Intensivmedizin für die Fachpflege. Berlin: Springer; 2007

Millar B, Burnhard P (Hrsg.): Intensivpflege. High-Touch und High-Tech. Psychosoziale, ethische und pflegeorganisatorische Aspekte. Bern: Huber; 2002

Moesmand A M, Kjollesdal A: Pflege von Akutkranken. Psychosoziale Betreuung von Notfall- und Intensivpatienten, Patienten vor/nach OP und ihrer Angehörigen. München: Elsevier; 2002

Nicolai T: Pädiatrische Notfall- und Intensivmedizin. Ein praktischer Leitfaden. Berlin: Springer; 2011

Nydahl P (Hrsg.): Wachkoma. Betreuung, Pflege und Förderung eines Menschen im Wachkoma. München: Elsevier; 2010

Nydahl P, Bartoszek G (Hrsg.): Basale Stimulation. Neue Wege in der Pflege Schwerstkranker. München: Elsevier; 2008

Plenter C: Ethische Aspekte in der Pflege von Wachkoma-Patienten. Orientierungshilfen für eine Pflegeethik. Hannover: Schlütersche; 2001

Teising D, Jipp H: Neonatologische und pädiatrische Intensivpflege. Praxisleitfaden und Lernbuch. Berlin Springer; 2012

Ullrich L: Zu- und Ableitende Systeme. Stuttgart: Thieme; 2000

van Aken H u. a (Hrsg.).: Intensivmedizin. Stuttgart: Thieme; 2006

Wilhelm W (Hrsg.): Praxis der Intensivmedizin. Konkret, kompakt, interdisziplinär. Berlin: Springer; 2011

Vehling-Kaiser U: Hämatologie und Onkologie. Basics für medizinisches Fachpersonal und Pflegeberufe. München: Zuckschwerdt; 2010

3.2.37 Pflege von chronisch Kranken

Modulbeschreibung

Die Pflege von Menschen mit chronischen Erkrankungen gewinnt in unserer älter werdenden Gesellschaft zunehmend an Bedeutung. Die Schüler werden sensibilisiert für einen empathischen und professionellen Umgang mit dem chronisch erkrankten Patienten. Pflegewissen wird unter Berücksichtigung von Langzeitaspekten vermittelt und die Vernetzung mit den verschiedenen Bereichen der Gesundheitsversorgung aufgezeigt. Dabei wird die Bedeutung von Pflege als eigenständiger Beruf herausgestellt und die Wichtigkeit der Koordination im therapeutischen Team hervorgehoben. Pflege, Begleitung und Beratung werden exemplarisch bei Patienten mit Rheumatoider Arthritis, Apoplexie, Parkinson, AIDS oder Nierenersatzverfahren thematisiert. Darüber hinaus werden Krankheitsbilder aus dem Bereich der Neurologie vorgestellt.

Mitglieder des therapeutischen Teams stellen fachbezogene Inhalte zu den entsprechenden chronischen Erkrankungen dar. Außerdem sieht das Modul einen Besuch eines Dialysezentrums mit Kontakt zu betroffenen Patienten vor.

Altersgruppenspezifische Aspekte

Chronische Erkrankungen betreffen typischerweise das höhere Alter. Sie treten jedoch in jeder Lebensphase auf. Am Beispiel der Neurodermitis wird exemplarisch die Situation von Kindern mit chronischen Erkrankungen thematisiert.

Beziehung zu anderen Modulen

Das Modul ist bewusst am Ende der dritten Ausbildungsphase integriert, um die Erfahrungen der Schüler aus dem Akut- und Ambulanten Pflegebereich zusammenzuführen. Inhaltlich baut es auf den Modulen „Begegnung mit Krise und Krankheit I und II“ auf. Darüber hinaus steht das Modul in inhaltlicher Verbindung zu den „Modulen Kommunikation in schwierigen Situationen“, „Leben mit Behinderung“ sowie „Familie“.

Theorieunterricht: Pflege von chronisch Kranken *Gesamtstunden: 62*	Std.	LLP	Dozent aus
Bedeutung der chronischen Erkrankung für den Patienten • Hilfen zur Bewältigung (Bewältigungsarbeit, Trajektmodell, integrierte Versorgung)	4	2.4.4	Pflegepädagogik
Leben mit rheumatoider Arthritis • Bedarfsermittlung: Schmerzsituation, Bewegungseinschränkung, Ressourcen, Wissen über Erkrankung, Medikation, Hilfsmittelversorgung, Gelenkschutz etc. • Pflegeplanung • Beratung	2	2.4.6	Pflegepädagogik
Pflege, Beratung und Begleitung von Patienten mit Nierenersatzverfahren • Hämodialyse • CAPD • Besuch des Dialysezentrums mit Patientengesprächen	4	2.4.8	Funktionspflege
Pflege und Begleitung nach Apoplexie durch das Therapeutische Team • Pflege (Hemiplegie, Neglectsyndrom, Umgebungsgestaltung, Aktivierung, bobathorientierte Waschung etc.) • Lagerung und Mobilisation nach Bobathkonzept aus der Perspektive der Physiotherapie • Schluckanalyse und Schlucktraining aus der Perspektive der Logopädie • Analyse und Therapie von Sprachstörungen	12	4.4.2 12.4.2	Pflegepädagogik Physiotherapie Logopädie
Schwerpunkte in der Pflege von AIDS-Patienten aus Sicht einer Betroffenen und einer AIDS-Projektleiterin • medizinische Grundlagen • Therapieansätze • Vorstellung der Arbeit der Aidshilfe Heidelberg e. V.	4	4.4.2	AIDS-Hilfe
Pflegeschwerpunkte bei Hauterkrankungen • Dermatologie (6 Std.) • Pflegeschwerpunkte allgemein (z. B. Bäder, Folienverbände ...) (2 Std.) • Pflegeschwerpunkte speziell bei Kindern (Neurodermitis; Fallarbeit nach Orem) (8 Std.)	16	2.4.1 2.4.2 2.4.3 8.4.1 8.4.2 8.4.3 8.1.4	Medizin Pflegepädagogik
Pflege eines Parkinson-Patienten	4	4.4.2	Pflegepädagogik

Theorieunterricht: Pflege von chronisch Kranken *Gesamtstunden: 62*	Std.	LLP	Dozent aus
Neurologische Krankheitslehre • Apoplexie • multiple Sklerose • entzündliche Erkrankungen (Meningitis, Enzephalitis, Hirnabszess) • Herpes Zoster • Schwindel, Kopfschmerzen • Bewegungserkrankungen (M. Parkinson) • Epilepsien	16	8.4.1 8.4.2	Medizin

Praxisaufgaben

Keine.

Lehr-/Lerndesign

Zusätzlich zu dem Unterricht durch Pflegepädagogen stellen Mitglieder des therapeutischen Teams (Physiotherapeuten, Logopäden, Mitarbeiter der Aidshilfe Heidelberg e. V.) fachbezogene Inhalte zu verschiedenen chronischen Erkrankungen vor. Zudem werden Übungen durch Physiotherapeuten organisiert und Patientenbegegnungen im Dialysezentrum ermöglicht.

Kompetenzen

Personale Kompetenz

Lernbereitschaft:
- ist bereit, aus eigenen und fremden Erfahrungen zu lernen

Ethische Grundhaltung:
- erkennt die eigenen Werthaltungen und die der anderen Menschen und reflektiert sie

Fachkompetenz

Problemlösungsfähigkeit:
- orientiert Handeln an den Problemen, Zielen und Organisationsbedingungen

Methodische Kompetenz

Ressourcenerschließung:
- erschließt die Ressourcen der Patienten
- bezieht die Ressourcen des Teams ein

Vernetzungsfähigkeit:
- vernetzt das eigene Handeln mit dem aller Beteiligten (Pflegeteam, Schüler, Angehörige, andere Professionen, Behörden)

Soziale Kompetenz

Teamfähigkeit:
- knüpft Kontakte in der Gruppe und berufsübergreifend
- lernt aus unterschiedlichen Perspektiven

Empathie:
- nimmt Situationen aus Sicht der Betroffenen wahr

Ergebnissicherung

Examen.

Literatur

Beckmann M: Die Pflege von Schlaganfallbetroffenen nach dem Konzept der Aktivitas Pflege. Hannover: Schlütersche; 2000

Bonse M: Neurologie und neurologische Pflege. Lehrbuch für Pflegeberufe. Stuttgart: Kohlhammer; 2010

Davies P M: Hemiplegie. Ein umfassendes Behandlungskonzept für Patienten nach Schlaganfall und anderen Hirnschädigungen. Berlin: Springer; 2002

Ewers M: Pflegequalität. Arbeitsbuch für die ambulante Pflege bei AIDS. Hannover: Schlütersche; 1998

Module

Frommelt P, Lösslein H (Hrsg.): Neuro-Rehabilitation. Ein Praxisbuch für interdisziplinäre Teams. Berlin: Springer; 2010

Geisseler T: Halbseitenlähmung. Alltag ist Therapie – Therapie ist Alltag. Berlin: Springer; 2004

Gerlach U, Wagner H, Wirth W: Innere Medizin für Gesundheits- und Krankenpflege. Stuttgart: Thieme; 2011

Hill J (Hrsg.): Lehrbuch rheumatologische Pflege. Bern: Huber; 2005

Krohwinkel M: Rehabilitierende Prozesspflege am Beispiel von Apoplexiekranken. Fördernde Prozesspflege als System. Bern: Huber; 2007

Laag M, Meyer J: Stroke Unit. Akuteinheit für Schlaganfallpatienten. Diagnostik, Therapie und pflegerische Maßnahmen. Bern: Huber; 2000

Lürssen P-M: Zwischen allen Stühlen. Leben mit multipler Sklerose. Frankfurt/Main: Mabuse; 2005

Manger B: Checkliste Rheumatologie. Stuttgart: Thieme; 2012

Menche N, Brandt I (Hrsg.): Pflege konkret Innere Medizin. Pflege und Krankheitslehre. Lehrbuch und Atlas. München: Elsevier; 2009

Moers M: Pflegeforschung zum Erleben chronisch kranker und alter Menschen. Bern: Huber; 1999

Nowack B: Dialyse und Nephrologie für Pflegeberufe. Berlin: Springer; 2003

Paeth B, Rohlfs B: Erfahrungen mit dem Bobath-Konzept. Grundlagen, Behandlung, Fallbeispiele. Stuttgart: Thieme; 2010

Pantke K H: Locked-in. Gefangen im eigenen Körper. Frankfurt/Main: Mabuse; 2007

Rennen-Allhoff B, Schaeffer D (Hrsg.): Handbuch Pflegewissenschaft. Studienausgabe. Weinheim: Juventa; 2003

Schick B: Schlaganfall-Behandlung nach dem Bobath-Konzept. Für Schülerinnen und Schüler an Physiotherapie-Schulen. oO: Eigenverlag; 2009

Zierz S, Eger K: Muskelerkrankungen. Stuttgart: Thieme; 2003

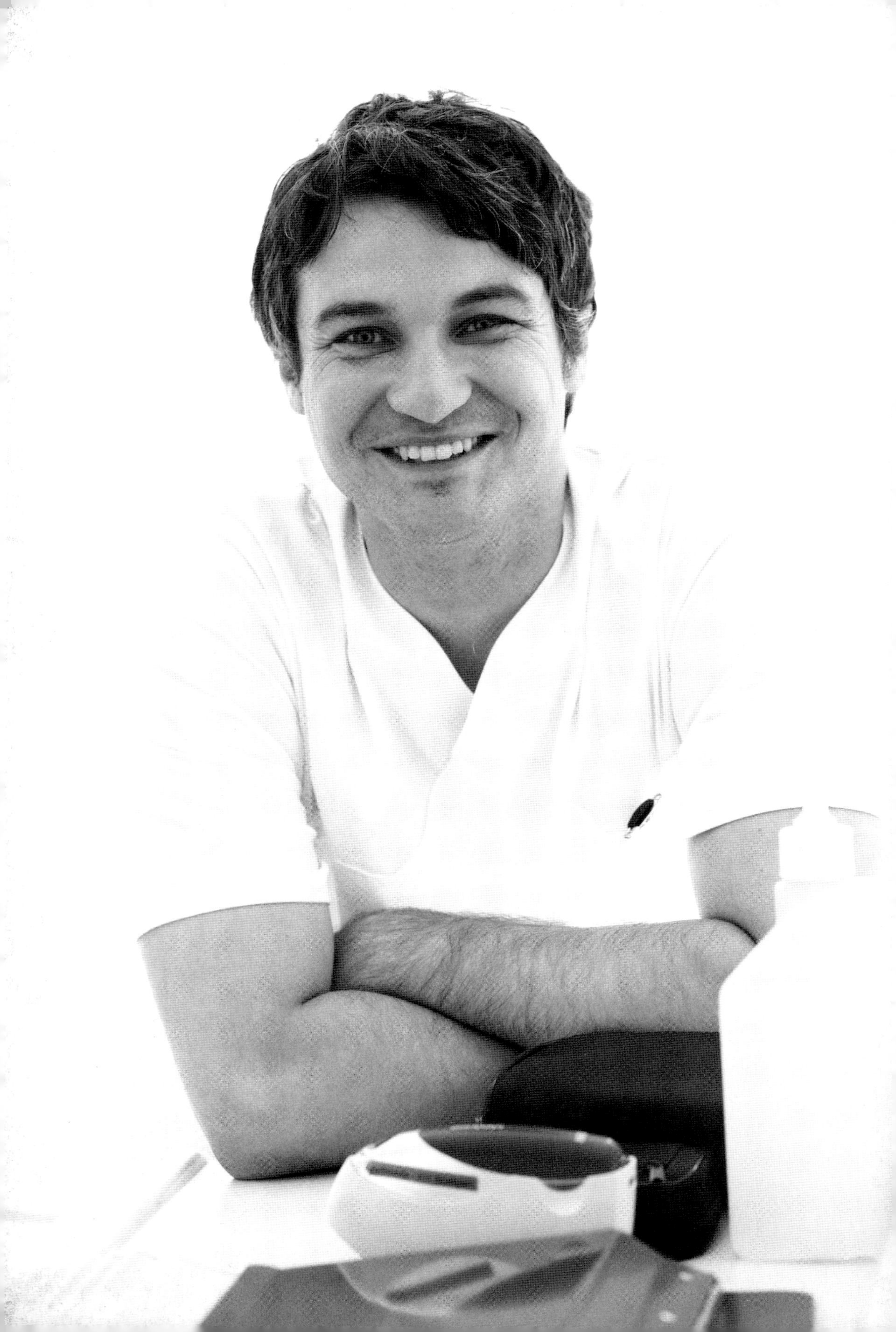

4 Erfahrungen und Ausblick

4 Erfahrungen und Ausblick

4.1 Begleitende Evaluation

Während der Modellphase wurde eine begleitende Evaluation durch Fr. Dr. Christiane Büscher durchgeführt. Angestrebt war eine wissenschaftsgestützte Evaluation, d. h. eine Evaluation, die einerseits Methoden der empirischen Sozialforschung heranzieht, systematisch und datenbasiert vorgeht und andererseits den pragmatisch gesetzten Rahmen des Projektes berücksichtigt.

Auf diese Weise sollten Erkenntnisse darüber gewonnen werden, inwiefern die Intentionen des Modells umgesetzt und die ausgewiesenen Merkmale realisiert werden und welche berufsspezifischen Kompetenzen der Schülerinnen und Schüler besonders gefördert wurden. Dadurch erhielten Verantwortliche für den Ausbildungsgang ebenso wie Lehrende und Lernende Informationen über die Qualität der Heidelberger generalistischen Pflegeausbildung. Wesentliche Leitlinien für die Evaluationsfragen bilden die im „Konzept für eine generalistische Pflegeausbildung" erwähnten Intentionen und Merkmale.

Werden die Besonderheiten des Curriculums betrachtet, ergeben sich daraus für die Evaluation folgende Aspekte:

- Kompetenzen der Lernenden
- Entwicklung berufsrelevanter Haltungen der Lernenden
- generalistische Perspektive

4.1.1 Durchführung

Für die Evaluation wurden Lernende und Lehrende zu verschiedenen Zeitpunkten innerhalb der Ausbildung befragt. Aus pragmatischen Gründen erfolgte die Befragung der Lernenden schriftlich mittels Fragebögen, die von den Beteiligten in der Unterrichtszeit ausgefüllt wurden. Dadurch konnte eine fast vollständige Ausschöpfung der Kohorte erreicht werden. Die Fragebögen enthielten sowohl offene als auch geschlossene Fragen. Mit der Kombination von qualitativem und quantitativem Zugang konnten die Befragten in den offenen Fragen ihre Einstellungen, Meinungen und Kompetenzen frei formuliert darstellen. Ebenfalls enthaltene geschlossene Fragen, z.B. mit Likert-Skalen, ermöglichten eine rasche Bearbeitung und in der Auswertung einen statistischen Vergleich.

Durchgeführt wurden mehrere Befragungen (► Abb. 4.1). Deren Zeitpunkte sind so gewählt, dass sie jeweils in einer Zäsur des Ausbildungsganges liegen, z.B. vor dem ersten Praxiseinsatz, zum Abschluss einer mehrmonatigen Kleingruppenphase oder zum Ende eines Ausbildungsjahres. In den Fragebögen der einzelnen Erhebungszeitpunkte wurden die Grundstruktur und einige Fragenstellungen beibehalten, so dass Aussagen zum Verlauf über die gesamte Ausbildungszeit hinweg gemacht werden können.

Die Befragung einer Kohorte endet ein Jahr nach Ausbildungsende. So besteht die Möglichkeit festzustellen, welche beruflichen Wege die Absolventinnen und Absolventen wählen, insbesondere ob und in welchen Bereichen der Pflege sie einen Arbeitsplatz finden und wie sie die Ausbildung im Lichte einer einjährigen Berufserfahrung einschätzen.

Befragt wurden die Teilnehmenden der Kurse mit Beginn 2005 und 2006. Insgesamt liegen 171 Fragebögen vor.

Die Lernenden wurden in Abständen über Ergebnisse der Befragung informiert. Mit dem Lehrerteam wurden nach anderthalb Jahren die bis dahin erzielten Ergebnisse sowohl der Lernenden- als auch der Lehrenden-Befragung diskutiert. In Einzelgesprächen erhielten die Kursleitenden detailliertere Informationen aus den

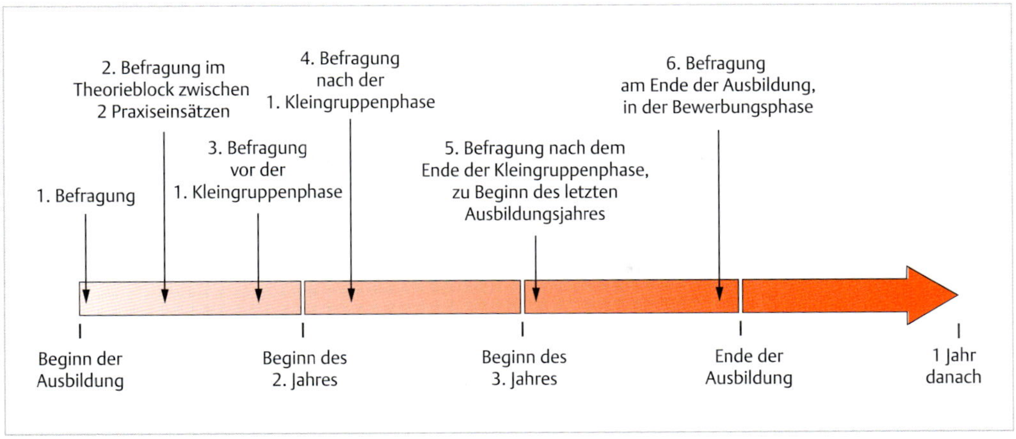

Abb. 4.1 Zeitplan der Befragung

Lernenden-Rückmeldungen, die sie in die laufende Kursplanung und -gestaltung integrieren konnten.

4.1.2 Auswertung

Die quantitativ erhobenen Daten werden mittels SPSS statistisch ausgewertet. Zur Analyse der offenen Antworten wurde eine Inhaltsanalyse nach Mayring (2010) durchgeführt.

Zum Zeitpunkt der Berichterstellung liegt für einen Jahrgang das Examen ein Jahr zurück, so dass diese Kohorte vollständig befragt werden konnte. Eine zweite Kohorte hatte gerade das Examen abgelegt, so dass hier die letzte Befragung am Ausbildungsende erfolgte.

4.1.3 Ergebnisse

Kompetenzen der Lernenden

Im Theorieunterricht und in der praktischen Ausbildung orientiert sich das Curriculum an den im Krankenpflegegesetz aufgeführten Kompetenzen der Fach-, Sozial-, Methoden- und Personalkompetenz. Sie sind jeweils differenziert in Kompetenzmerkmale. Am Ende der Ausbildung schätzen die Absolventinnen und Absolventen ein, inwieweit die jeweiligen Kompetenzmerkmale in den zurückliegenden Jahren gefördert wurden. Zugrunde lag eine vierstufige Skala:

- 1 = nicht angesprochen
- 2 = ab und zu gestreift
- 3 = gelegentlich vertieft
- 4 = durchgehend gefördert

Der Median liegt bei allen Kompetenzmerkmalen bei „gelegentlich vertieft“ oder „durchgehend gefördert“. Damit bestätigen die Befragten, dass die Kompetenzen während der Ausbildung gefördert werden. Während in der ersten Kohorte noch sechs der aufgelisteten 12 Kompetenzmerkmale einen Median von „gelegentlich vertieft“ aufweisen, tritt er in der zweiten Kohorte lediglich bei einem Kompetenzmerkmal auf. Dies weist darauf hin, dass die Ausrichtung des Curriculums an Kompetenzen sich verbessert hat, dass Unterrichte und Praxisbegleitung sie zunehmend gefördert haben.

Auch ein Jahr nach der Ausbildung wird die durchweg positive Einschätzung beibehalten. Auf einer fünfstufigen Skala sollten die Ehemaligen den Profit einschätzen, den sie durch die Ausbildung im Beruf haben. In der Spanne von „sehr viel“ bis „gar nicht“ liegt der Median bei „viel“ oder „sehr viel“. Das Kompetenzmerkmal der Methodenkompetenz „eigenes Handeln kritisch hinterfragen“ wird als dasjenige eingeschätzt, das während der Ausbildung am stärksten gefördert wurde und von dem die Befragten im

Berufsalltag am meisten profitieren (Median in beiden Fällen „sehr viel"). Es folgen alle Merkmale der Personalkompetenz „beim Handeln Prioritäten setzen und begründen", „eigene Erwartungen und Einstellungen wahrnehmen und dazu stehen" und „Verantwortung in der beruflichen Rolle übernehmen". Zwei Merkmale der sozialen Kompetenz „mit Nähe und Distanz reflektiert umgehen" und „verbalen und nonverbale Kommunikation situationsgerecht und eindeutig gestalten" liegen im mittleren Feld einer Rangfolge, gefolgt von den restlichen Merkmalen der Methodenkompetenz: „das eigene Handeln mit allen Beteiligten vernetzen" und „Methoden nach fachlichen Aspekten auswählen und anwenden". Die Merkmale der fachlichen Kompetenz „Wissen in vorhandenes Wissen integrieren", „Situationen fachlich und organisatorisch bewältigen" sowie „berufsrelevantes Wissen auf aktuellem Stand halten" werden relativ zu den anderen als weniger gefördert bzw. profitabel angesehen. Die geringste Förderung und den geringsten Profit sehen die Befragten beim Merkmal der sozialen Kompetenz „Konflikte bewältigen, ggf. mit Hilfe von außen".

Die Verteilung der Mediane sowohl zum sechsten Befragungszeitpunkt als auch ein Jahr nach der Ausbildung macht deutlich, dass die Kompetenzförderung und der Gewinn im Beruf durchweg hoch eingeschätzt werden.

Generalistische Perspektive der Ausbildung

Die generalistische Perspektive bedeutet, den Menschen in seiner gesamten Lebensspanne im Blick zu haben. Dennoch führt der organisatorische Weg dorthin über Theorie-Unterricht mit Schwerpunkten und Praxiseinsätze in Institutionen, die einem der drei Lebensabschnitte zuzuordnen sind: Kindergarten, Kinderklinik und Kinderarztpraxen, Krankenhaus sowie ambulante Pflegeeinrichtungen und Alten- und Pflegeheime. Inwieweit sich der umfassende Blick in der Sichtweise der Lernenden niederschlägt, wurden sie zu Beginn des zweiten Jahres (vierter Befragungszeitpunkt) und am Ende der Ausbildungszeit befragt. Sie schätzten ein, für die Pflege welcher Altersgruppe sie sich am besten ausgebildet fühlen bzw. wo sie ihr zukünftiges Arbeitsfeld sehen.

Auf die Frage, wofür sich die Lernenden nach dem ersten Jahr am besten ausgebildet fühlen, antwortet jeweils fast ein Drittel: „Erwachsene und alte Menschen" bzw. „Alte Menschen". Damit wird die Gruppe der alten Menschen von mehr als 60 % genannt. Zum Zeitpunkt der Befragung hatten die Schülerinnen und Schüler Einsätze auf Stationen der Universitätsklinik Heidelberg hinter sich, bei denen sie die Pflegeanforderungen der Hochleistungsmedizin bei schwerkranken Erwachsenen kennengelernt hatten. Alten Menschen waren sie dagegen überwiegend in vergleichsweise kurzen Einsätzen in der ambulanten Pflege und in der stationären Altenpflege begegnet.

Danach gefragt, bei welcher Altersgruppe ihnen die Pflege am meisten Spaß gemacht hatte, zeigen sich Unterschiede (▸ Abb. 4.2). Hier werden von knapp einem Fünftel „Kinder" genannt. Dagegen fallen „alte Menschen" hier so gut wie nicht ins Gewicht. Sich für eine Altersgruppe gut ausgebildet zu fühlen, bedeutet nicht, dass die Pflege dieser Altersgruppe auch Spaß macht, und umgekehrt. Dieser Befund kann auch damit zusammenhängen, dass die Lernenden mit Kindern beim Einsatz in der Kinderarztpraxis oder Kindergarten zu tun hatten, also auf gesunde oder nur wenig erkrankte Kinder getroffen sind, was sie als willkommene Abwechslung zur sonstigen Ausbildung erlebt haben könnten.

Ein Vergleich der Altersgruppen, für die sich die Befragten gut ausgebildet fühlen bzw. in denen sie ihre berufliche Zukunft sehen, zeigt eine deutliche Verschiebung. Fühlen sich die Lernenden nach einem Jahr vorrangig für die Pflege Erwachsener und alter Menschen gut ausgebildet, richtet sich der Blick am Ende der Ausbildung vermehrt auf Kinder. Zu keinem Zeitpunkt konzentrieren sich die Antworten auf „Erwachsene". Damit wird deutlich, dass im Rahmen der Ausbildung die Perspektive der Lernenden auf die

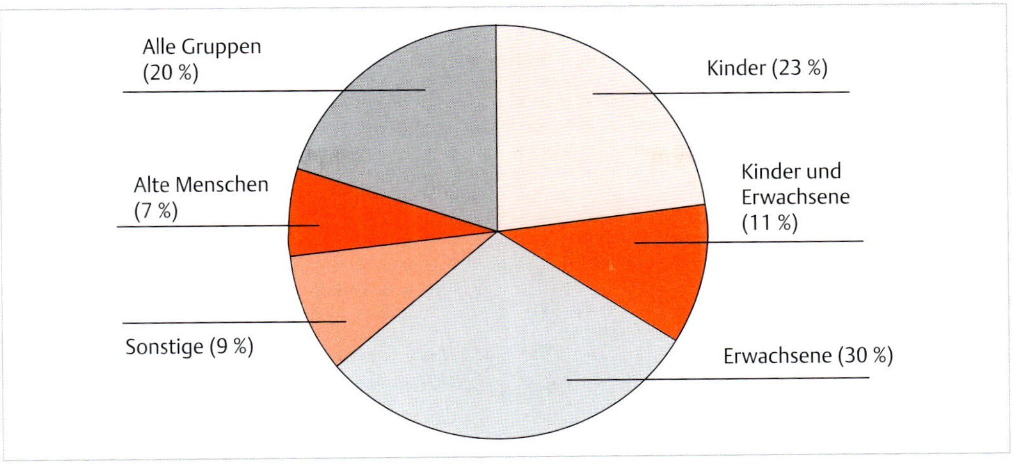

Abb. 4.2 Mit Menschen welcher Altersgruppe hat Ihnen die Arbeit am meisten Spaß gemacht? (n=44)

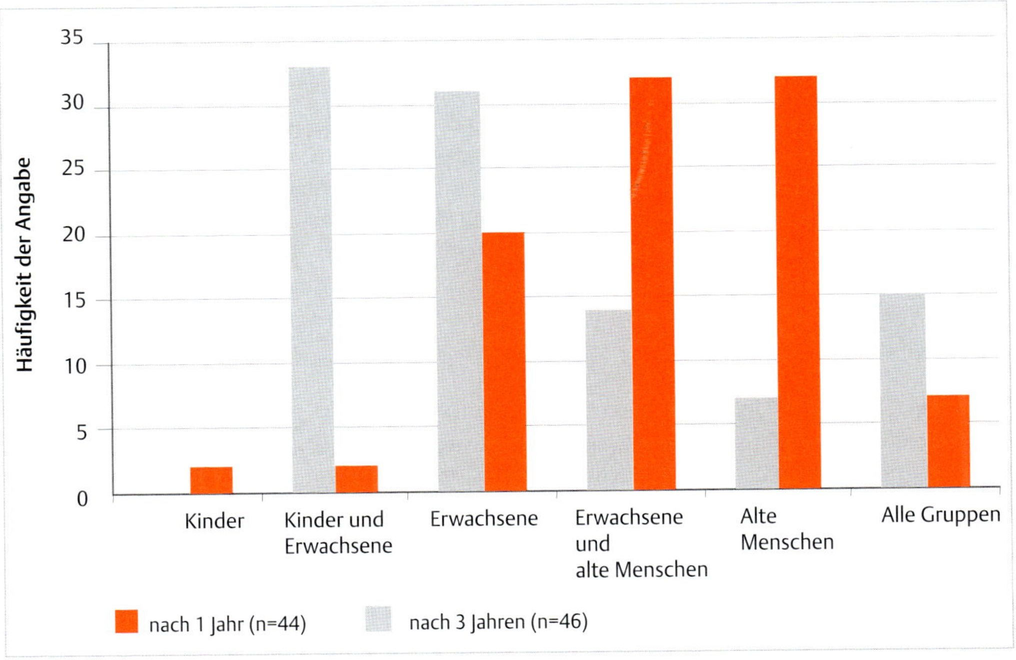

Abb. 4.3 Vergleich der Altersgruppen, für die sich die Befragten gut ausgebildet fühlen (nach 1 Jahr) bzw. in denen sie ihre berufliche Zukunft sehen (nach 3 Jahren).

gesamte Lebensspanne des Menschen gerichtet wird und sie sich als Pflegekräfte für unterschiedliche Altersgruppen verstehen.

Allerdings nennt keine der befragten Absolventinnen und Absolventen ausschließlich den Bereich der Kinderkrankenpflege. Als Ursache kann eine Wechselwirkung vermutet werden: Die Skepsis bezüglich der spezifischen fachlichen Qualifikation der „Generalisten“ von Seiten der Gesundheits- und Kinderkrankenpfleger/-innen wird für die Lernenden bei ihren Einsätzen explizit in Rückmeldungen oder auch implizit bemerkbar. Dies beeinflusst die Einschätzung der eigenen beruflichen Kompetenz für einen Arbeitsplatz dort negativ. Dennoch haben inzwischen einige Schülerinnen und Schüler der Heidelberger generalistischen Ausbildung ihr praktisches Examen auf einer pädiatrischen Station durchgeführt und bestanden.

Gewinn durch die generalistische Ausrichtung der Ausbildung

Beide in die Evaluation einbezogenen Kurse wurden bei der letzten Befragung zeitnah zum Abschluss gefragt, worin sie den Gewinn sehen, eine generalistische Ausbildung absolviert zu haben. Viele der Lernenden bewarben sich zu diesem Zeitpunkt schon für Arbeitsstellen oder hatten Zusagen für Arbeitsstellen, die sie kurz darauf antraten.

Fast alle heben hervor, dass sie im Rahmen der generalistischen Ausbildung Einblick in sehr vielfältige Bereiche der Pflege bekommen haben und dass sie mit allen Altersgruppen intensiv in Kontakt gekommen sind. Über die reine Vielfältigkeit hinaus nennen sie auch eine Perspektivenerweiterung als Gewinn, den „geschulten Blick für die Vergangenheit alter bzw. die Zukunft junger Menschen".

Dem generalistischen Ansatz mit dem daraus resultierenden exemplarischen Transferlernen geschuldet ist die Anforderung, sich selbst Themenbereiche erarbeiten zu müssen. So nehmen sie „fachliche Kompetenz, Selbstvertrauen und die Fähigkeit, Themen und Probleme selbstständig auszuarbeiten" mit oder „Offenheit für neue, fremde Tätigkeiten und Herausforderungen, Erwartungen anzunehmen und zu bewältigen" – und damit einen wichtigen Grundstein für lebenslanges Lernen und ihre berufliche Weiterentwicklung.

Durchaus haben die Absolventinnen und Absolventen auch den Vergleich mit der konventionellen Ausbildung im Blick: Sie sehen hier einen Vorteil für sich in Bezug auf ihre besseren Kenntnisse in der pädiatrischen und geriatrischen Pflege. Da die bei uns etablierte Aufteilung der Pflegeberufe nach Altersgruppen international kaum bekannt ist, passt das generalistische Berufsbild gut in das anderer Länder. Folglich sehen einige für sich bessere Chancen auf dem Arbeitsmarkt.

Insgesamt zeigten sich die Befragten sehr zufrieden damit, diese Ausbildung absolviert zu haben. Die Einschätzung ein Jahr nach Ende der Ausbildung ergab ein ebenso positives Bild. Alle Befragten würden noch einmal diese Ausbildung machen. Als Vorteil der Generalistik erleben sie, dass sie sich an ihrem Arbeitsplatz besser auf die Kinder und älteren Menschen und ihre altersspezifischen Bedingungen einlassen können.

„Mein Wissen ist im Vergleich umfassender. Mir fällt es leichter, mich auf ältere und ganz junge (Neugeborene) Patienten und ihre speziellen Bedürfnisse einzulassen bzw. diese zu erkennen."

Andere Äußerungen betreffen die Vielfalt der Einsätze, durch die es im Beruf leichtfällt, sich in neue Bereiche einzufühlen. So steigert die Vielfalt der Einsätze die berufliche Flexibilität. Auch den Patienten als Ganzes zu sehen, ihn mit seinem familiären Hintergrund und den daraus resultierenden Ressourcen zu sehen, wird als Vorteil genannt.

Befragt nach Nachteilen der generalistischen Ausbildung machen die Absolventen kaum Aussagen. Auf die Generalistik zurückzuführen ist allein die Aussage „... dass ich oft erklären muss, was ich genau gelernt habe". Grund dafür dürfte der geringe Bekanntheitsgrad der Generalistik in Deutschland sein. Weitere Nachteile werden beschrieben durch die Äußerungen „Man kann zu allem nur ein bisschen sagen" und „wenig routiniert, da man viele Einsätze außerhalb der Klinik hat". Sie sind eher der Vielfalt der Einsätze, nicht der Generalistik an sich geschuldet.

Als für die Berufstätigkeit besonders wichtig schätzen die Befragten folgende Aspekte ein (Mehrfachnennungen möglich):

- Eigenständigkeit, eigenverantwortliches Arbeiten, Selbstorganisation

- ganzheitliche Pflege, den Menschen als Ganzes sehen
- berufliches Selbstverständnis als Pflegekraft
- kritische und selbstbewusste Grundhaltung
- Außeneinsätze und Auslandseinsätze

Am Ende der Ausbildung sollten die Befragten einschätzen, welche curricularen Elemente sie in ihrer Kompetenzentwicklung besonders unterstützt haben.

Hier zeigte sich, dass den Lernenden die Erfahrungen bei stationären Einsätzen und die Theorieunterrichte in den Kleingruppen am wichtigsten sind. Dies bestärkt die Bedeutung genau dieser Organisationsform der curricularen Theorie-Praxis-Verbindung.

Ein Jahr nach Ende der Ausbildung werden einige der curricularen Elemente nach wie vor gleich wichtig eingeschätzt. Die „Erfahrungen bei stationären Einsätzen“ werden weiterhin als die wichtigsten Einflüsse genannt, gefolgt von der „engen Theorie-Praxis-Verzahnung“, wie sie vor allem in den Kleingruppen realisiert wird. Das bedeutet: Nicht das Erleben von Praxis allein wird als kompetenzfördernd erlebt, sondern gerade die Verbindung theoretischer und praktischer Anteile. Nach einem Jahr als geringer eingeschätzt als zu Ende der Ausbildung werden die Wirksamkeit der „Theorieunterrichte im Kurs“ und die „Begleitung durch die Fachlehrerinnen in der Praxis“. Die größte Verschiebung ergibt sich bei den „Erfahrungen im Auslandseinsatz“. Werden sie am Ende der Ausbildung noch als vergleichsweise gering eingeschätzt, steigt ihre Bedeutung in der Einschätzung nach einem Jahr erheblich und sie nehmen den dritten Platz ein.

Die Sicht der Lehrenden

Ergänzend zur Befragung der Lernenden wurden auch die Lehrenden zu drei verschiedenen Zeitpunkten zu ihren Erfahrungen und Einschätzungen innerhalb des Modellausbildungsgangs schriftlich befragt. Aufgrund der geringen Zahlen können diese Antworten nicht statistisch bearbeitet werden. Sie dienen als Ergänzung und Perspektivenerweiterung. Durchgeführt wurden drei Befragungen, je eine nach zwei, nach drei und nach vier Jahren nach Beginn der Modellausbildung.

Die meisten der befragten Lehrenden gehörten schon vor Beginn des Modellprojekts dem Team der Schwesternschule der Universität Heidelberg an. Hier wurde schon lange vor der Novellierung des Krankenpflegegesetzes neben den geforderten Inhalten der Schwerpunkt der Ausbildung auch auf die Bereiche Public Health, Rehabilitation und Prävention sowie die Pflege von Kindern und Jugendlichen und alten Menschen gelegt.

Ebenso war das Curriculum der Schwesternschule schon vor der Umstellung auf eine generalistische Ausbildung in Module gegliedert. Davon waren schon einige ausschließlich dem Aspekt „Kinder und Jugendliche“ oder „Alte Menschen“ gewidmet.

Mit der Entwicklung eines generalistischen Curriculums wurden neue Module entwickelt, die sich gezielt mit den unterschiedlichen Lebensphasen eines Menschen befassen (z. B. „Gesunde Kinder und Jugendliche“, „Alter Mensch in Gesundheit und Krankheit“), andere bereits existierende Module wurden unter generalistischen Aspekten überarbeitet (z. B. „Kultursensible Pflege“, „Pflege in lebensbedrohlichen Situationen“). Wieder andere Module konnten in ihrer bereits existierenden Form bestehen bleiben (z. B. „Der gesunde Mensch in seinen Lebensphasen“).

Die Lehrerbefragung spiegelt die individuelle Situation der Lehrenden dieses Kollegiums wider. Sowohl inhaltlich als auch organisatorisch mussten sich einige Kollegen intensiver mit dem generalistischen Curriculum auseinandersetzen als andere Kollegen, die in der Zeit in den noch existierenden Kursen des vorhergehenden Curriculums verstärkt engagiert waren.

Die Lehrenden stellen im Vergleich zu den Jahrgängen vor der Modell-Ausbildung Folgendes fest:

- Die Lernenden bringen mehr eigene Beispiele und Erfahrungen ein.
- Es erfolgt eine deutlichere Auseinandersetzung mit den Situationen von kranken Kindern und deren Familien.
- Die Lernenden verfügen über ein „breiteres“ Denken, mehr Wissen, Verständnis und Kritikfähigkeit.
- Hinsichtlich der Theoriekenntnisse ist eine weiter gefasste Perspektive zu erkennen.

Allerdings erkennen sie teilweise auch inhaltliche Lücken und die Mühe, Prioritäten zu setzen. Nicht bei allen Lernenden wird die für das selbstorganisierte Lernen erforderliche Selbstdisziplin beobachtet.

Der Blick auf die Schüler scheint sich insgesamt zu ändern. Der größere Teil des Kollegiums antwortet auf die Frage, ob es eine unterschiedliche Wahrnehmung der Kompetenzen der Schüler im Vergleich zu vorgehenden Ausbildungsgängen gebe, dies nicht vergleichen zu können. Die beiden Kursleitungen allerdings sind sich einig, bei den Schülern ein erweitertes Verständnis von Pflege mit breiterem Hintergrund erkennen zu können.

»Ich mache klinische Unterrichte in der Erwachsenenpflege und erlebe die Schülerinnen ausschließlich in diesem Umfeld. Von daher gibt es also keine Unterschiede. In der Theorie merkt man in Aussprachen und Diskussionen schon, dass ihr Spektrum weiter ist, da Beispiele und Vergleiche aus anderen Bereichen dazukommen.«

»Erweitertes Verständnis, Wissen und kritisches Hinterfragen über die Versorgung von alten Menschen durch Einsatz im Pflegeheim, Biografiearbeit und Unterrichte.«

Die Befragung zeigt auch, dass die zunehmende inhaltliche und organisatorische Befassung mit dem generalistischen Curriculum unweigerlich eine Reflexion des eigenen Verständnisses von Pflege nach sich zieht.

»Ja. Bin inzwischen überzeugter Anhänger einer generalistischen Grundausbildung. Aus dem anfänglichen ‚Was ist denn das, warum sollen wir das machen?‘ ist durch die Auseinandersetzung ein Verstehen der Sinnhaftigkeit zustande gekommen.«

»Die Auseinandersetzung mit der Zielsetzung des Modellausbildungsganges und mit der inhaltlichen Strukturierung hat mein Augenmerk schon verschoben. Mein inhaltlicher Horizont die Pflegeausbildung betreffend erweitert sich täglich.«

»In praktischen Lehr-/Lernsituationen und im Unterricht komme ich auch immer wieder auf den Punkt, dass das Generalistische uns nicht nur die Möglichkeit gibt, diesen Horizont zu erweitern, sondern auch den Kern der Pflege neu zu entdecken.«

Zusammenfassung

Die curriculare Verankerung der Theorie-Praxis-Verknüpfung zieht sich gleichsam als roter Faden durch die verschiedenen Elemente der Ausbildung. Von den einzelnen Anteilen wird die Praxisbegleitung und die zeitnahe Koppelung von praktischer Erfahrung und theoretischer Auseinandersetzung in den Kleingruppen als wesentlich angesehen. Die Rolle der Praxiserfahrung wird an verschiedenen Stellen deutlich. Sie bildet den häufigsten Anlass, das eigene Pflegeverständnis weiterzuentwickeln, und stellt den Ausbildungsteil mit dem stärksten Einfluss auf die berufliche Entwicklung dar. Allerdings ist es nicht allein das Erleben der Praxis. Vielmehr sprechen die hohen Einschätzungen des Kleingruppenunterrichts und der engen Theorie-Praxis-Verzahnung insgesamt dafür, dass gerade die Reflexion des Erlebens und seine Verknüpfung mit generellen Wissensbeständen ein wesentlicher Faktor ist. Der generalistische Gedanke und die ganzheitliche Sicht des Menschen werden hierdurch vertieft. Dass diese Sicht auf den Menschen nach einem Jahr explizit für die Berufstätigkeit als besonderer Gewinn aus der Ausbildung genannt wird, deckt sich mit den Beobachtungen zur Entwicklung des Pflegeverständnisses. Hier ist in der Tendenz eine Entwicklung von krankheitsbedingtem „sich kümmern um andere" hin zu einem Pflegeverständnis zu bemerken, das sich an den individuellen Bedingungen des Patienten und seiner Partizipation in sozialen Zusammenhängen orientiert.

Bei den Kompetenzen, die in der Ausbildung gefördert werden, schätzen die Absolventen und Absolventinnen die Förderung aller Merkmale durchweg positiv ein. Auffallend ist, dass sie der kritischen Grundhaltung gegenüber dem eigenen Handeln und den Merkmalen der Personalkompetenz den Vorrang vor den Merkmalen der Fachkompetenz einräumen. Hier kann angenommen werden, dass das Curriculum durch seine methodische Konzeption und die Formen der Ergebnissicherung diese Merkmale erfolgreich fördert. Darüber hinaus sind die Lernenden in ihren praktischen Einsätzen immer wieder mit Unkenntnis und kritischen Haltungen bezüglich der generalistischen Ausbildung und ihrer Sinnhaftigkeit konfrontiert. Sie müssen die Gleichwertigkeit dieser Ausbildung verteidigen, was sie in ihrer Entwicklung des beruflichen Selbstverständnisses fördert, so dass auch hier ein Einfluss auf gerade die vorrangig genannten Kompetenzmerkmale vermutet werden kann.

Die Erfahrungen der Absolventinnen und Absolventen, die im Beruf stehen, zeigen die Bedeutung des generalistischen Ansatzes. Nicht die Erweiterung der Arbeitsfelder in Richtung Kinderkrankenpflege oder Altenpflege ist für sie von Bedeutung, nur wenige von ihnen haben dort den Arbeitsplatz. Vielmehr erleben sie, auch im Vergleich mit ihren Kolleginnen und Kollegen, die Erweiterung ihrer beruflichen Kompetenzen hinsichtlich aller Altersgruppen, die sie als Pflegekräfte in Akutkrankenhäusern pflegen.

Aus Sicht der Evaluatorin kann festgehalten werden, dass die enge Theorie-Praxis-Verzahnung ein wesentliches Element des Curriculums ist, das in seiner Fortentwicklung in der erprobten oder auch in neu zu gestaltenden Formen unbedingt beibehalten werden sollte. Die Lernenden und Absolventen weisen den Formen des selbstorganisierten Lernens und der damit verbundenen Eigenverantwortlichkeit im Lernen und später im Handeln einen hohen Stellenwert zu. Damit zeigen sie eine Richtung auf in der das Curriculum methodisch weiterentwickelt werden kann. Die geäußerten Verbesserungsvorschläge z.B. bei den Praxisaufträgen machen gleichzeitig darauf aufmerksam, dass Information und Begleitung, Transparenz und Präsenz der Lehrenden notwendig sind, damit solche Formen gewinnbringend und kompetenzfördernd wirken können.

Zusammenfassend ergibt die Evaluation der Einschätzung der Lernenden und Lehrenden eine positive Würdigung der Heidelberger Modellausbildung als Curriculum für eine generalistische Ausbildung, die die selbst gesteckten Ziele erreicht.

4.2 Perspektiven

Unsere Erfahrungen aus der generalistischen Ausbildung, die Ergebnisse der Evaluation sowie die positive Resonanz bestärken uns darin, das vorgestellte Ausbildungskonzept an der AfG Heidelberg weiterzuführen. Die Modulstruktur des Curriculums eignet sich gut für eine fächerübergreifende Schwerpunktsetzung. Auch für eine Pflegeausbildung in Teilzeitform (§ 4 KrPflG, 2003) könnte sie eingesetzt werden. Anpassungen an aktualisierte Bedarfe sind ebenfalls möglich, sei es für Erweiterungen oder für Kürzungen, die beispielsweise bei anderen Unterrichtsformen oder Klassengrößen erforderlich werden.

Wir haben gezeigt, dass eine generalistische Ausbildung unter Einhaltung der gesetzlichen Vorgaben durchaus möglich ist. Drei Jahre Ausbildungszeit erfordern intensive curriculare Überlegungen und Entscheidungen, scheinen aber ausreichend.

Für die Etablierung einer zukunftsfähigen Pflegeausbildung bedarf es jedoch in naher Zukunft gesetzlicher Rahmenbedingungen, die die Weiterführung der generalistisch ausgerichteten Curricula fördern. Insbesondere wird eine Anpassung der Aufgabenstellungen für den schriftlichen Examensteil benötigt, außerdem eine der Ausbildung angemessene Berufsbezeichnung.

Ein weiterer Aspekt der generalistischen Pflege ist die Wegbereitung für eine akademische Erstausbildung der Pflege. Mit dem breit gefächerten Ansatz, dem Schwerpunkt auf selbstgesteuertem exemplarischen Lernen und der Strukturierung nach Modulen und Kompetenzen verfügt die Heidelberger generalistische Pflegeausbildung über wichtige Grundvoraussetzungen für eine Überführung der Ausbildung in den tertiären Bildungsbereich. Hierbei wird es darauf ankommen, auch die horizontale Sicht zu erweitern. Die Zukunft der Gesundheitsversorgung der Bevölkerung wird angesichts der anstehenden Veränderungen des Alters- und Krankheitsspektrums in unserer Gesellschaft ganz wesentlich auf vernetztes Denken und interprofessionelle Ansätze bauen müssen. Primary Nursing, Clinical Pathway oder Case Management sind Beispiele für aktuelle Entwicklungen in diese Richtung.

Die Universität Heidelberg betritt mit ihrem 2011 neu eingerichteten Bachelor-Studiengang Interprofessionelle Gesundheitsversorgung einen vielversprechenden Weg.

Die Pflegeausbildung soll jedoch nicht vollständig in den Hochschulbereich überführt werden. Das duale System hat sich durchaus bewährt. Allerdings sollte die strukturelle Trennung von Schule und praktischer Ausbildungsstätte vollzogen werden und die Theorie an Berufsfachschulen gelehrt werden. Hierdurch könnten Planung und Durchführung der Ausbildung eine größere Unabhängigkeit von den Verwertungsinteressen der Therapie- und Pflegeeinrichtungen erhalten, die Schüler würden nicht mehr zur Workforce gerechnet werden. Die Qualität der praktischen Ausbildung ließe sich ggf. durch eine Akkreditierung der entsprechenden Einrichtungen gewährleisten. Das Beispiel der Wannseeschule e.V. Berlin (Klug 2005) zeigt, wie eine praktische Umsetzung funktionieren kann.

Für die Ausbreitung des generalistischen Gedankens auf nationaler Ebene genügt es aber nicht, dass einige wenige sehr engagierte Pflegende nicht müde werden, das Verständnis für eine generalistische Pflegeausbildung aktiv zu fördern. Nur mit der Durchführung beispielhafter Ausbildungsgänge in zahlreichen Ausbildungsstätten kann sich diese Idee durchsetzen und damit die Pflege optimal auf die gegenwärtigen gesundheits- und sozialpolitischen Herausforderungen vorbereiten.

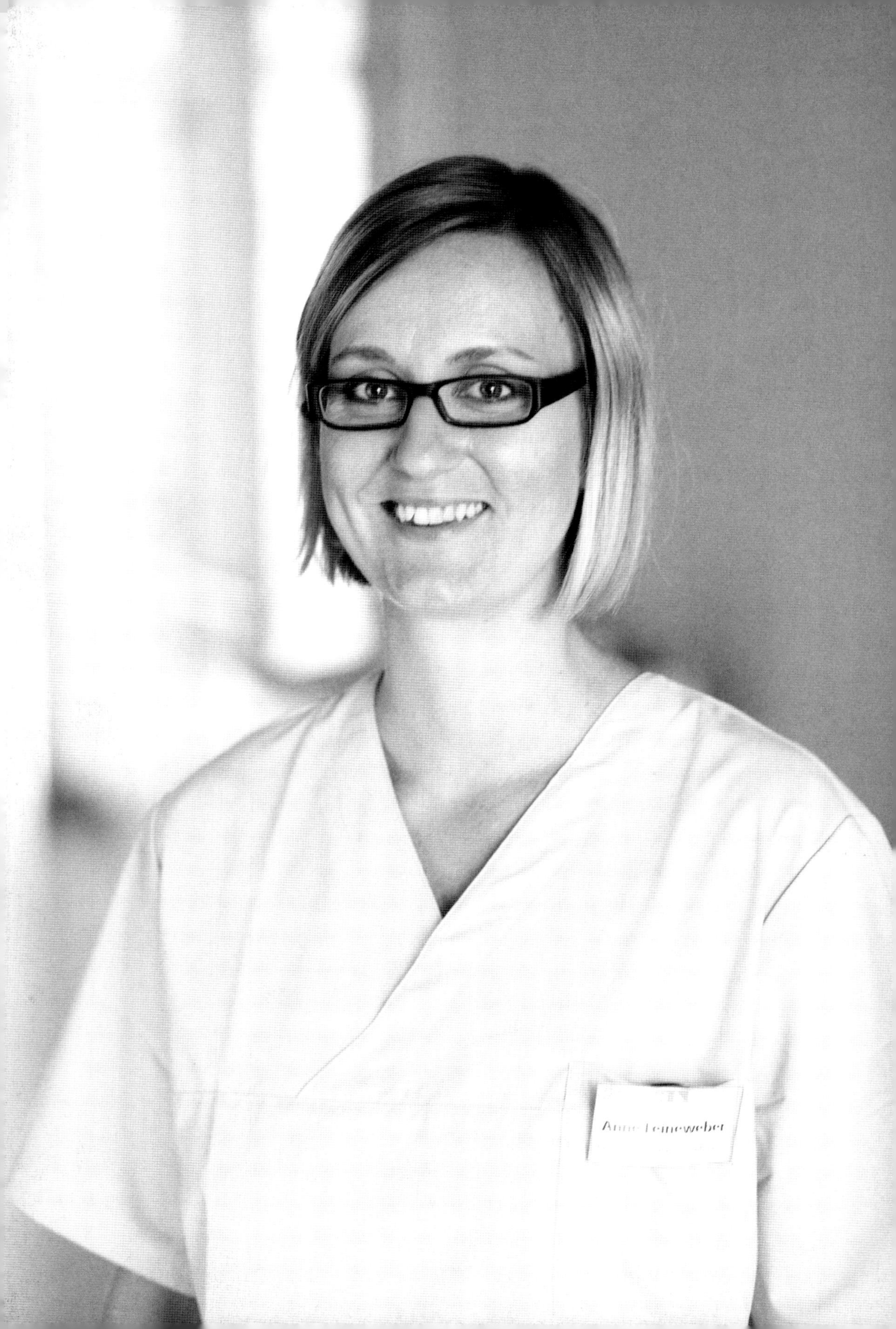

5 Anhang, Übersichten und Tabellen

5 Anhang – Übersichten und Tabellen

5.1 Dreijahresübersicht

► 1. Ausbildungsphase

	April				Mai				Juni					Juli				August					September			
Woche	14	15	16	17	18	19	20	21	22	23	24	25	26	27	28	29	30	31	32	33	34	35	36	37	38	39
Module	Orientierung und Organisation I Pflege als Beruf I Wahrnehmen, Kennenlernen, in Beziehung treten Der gesunde Mensch in seinen Lebensphasen																	Wohlbefinden fördern I Bewegung und Belastbarkeit I Der Mensch im Krankenhaus I Begegnung mit Krise u. Krankheit I								
Praxisfelder	B						B									F		B	Anleiten Stationäre Pflege Innere Stationäre Pflege Chirurgie							

◄ ► 2. Ausbildungsphase

	April				Mai				Juni					Juli				August					September			
Woche	14	15	16	17	18	19	20	21	22	23	24	25	26	27	28	29	30	31	32	33	34	35	36	37	38	39
Module	Orientierung und Organisation II Pflege als Beruf II Grundlagen onkologischer Pflege Ambulante Pflege*										Public Health (gesunde Mütter/gesunde Kinder) Frauen in Gesundheit und Krankheit**								Familie					Kommunika- Situationen Rehabilitative		
Praxisfelder	F		Kinderarzt/Kindergarten Ambulante Pflege Altenpflege						B		Psychiatrie Gynäkologie Rehabilitation Pädiatrie							Neugeborene		F			B	Gynä- Reha- Pädia- Psychia-		

◄ ► 3. Ausbildungsphase

	April				Mai				Juni					Juli				August					September			
Woche	14	15	16	17	18	19	20	21	22	23	24	25	26	27	28	29	30	31	32	33	34	35	36	37	38	39
Module	Pflege als Beruf III Psychische Gesundheit und psychiatrische Pflege**						Orientierung und Organisation III Kultursensible Pflege										Anleiten und Beraten							Pflege in Situationen Selbstpflege		
Praxisfelder	Pädiatrie Psychiatrie Gynäkologie Rehabilitation						B	Wahlpraktikum					F		B		Anleiten Stationäre Pflege Chirurgie Stationäre Pflege Innere						B	Intensivpflege/		

B – Blockunterricht

Einsatz

F – Ferien

*Einsatz und Unterricht parallel in 3 Gruppen

**Einsatz und Unterricht parallel in 4 Gruppen

5

Oktober				November					Dezember				Januar				Februar				März				
40	41	42	43	44	45	46	47	48	49	50	51	52	1	2	3	4	5	6	7	8	9	10	11	12	13
			Wohlbefinden fördern II Bewegung und Belastbarkeit II Der Mensch im Krankenhaus II											Wohlbefinden fördern III Gesunde Kinder und Jugendliche* Alte Menschen in Gesundheit und Krankheit I*											
		B		Stationäre Pflege Chirurgie Stationäre Pflege Innere								F		Pädiatrie		Stationäre Altenpflege Kinderarzt/ Kindergarten Amb. Pflege				Ambulante Pflege Stationäre Altenpflege Kinderarzt/Kindergarten					

Oktober				November					Dezember				Januar				Februar				März				
40	41	42	43	44	45	46	47	48	49	50	51	52	1	2	3	4	5	6	7	8	9	10	11	12	13
tion in schwierigen Pflege**						Public Health (Gesundheitsprojekt) Public Health (Gesundheitsschutz am Arbeitsplatz)									Männer in Gesundheit und Krankheit Leben mit Behinderung Begegnung mit Krise und Krankheit II Das Kind im Krankenhaus**										
kologie bilitation trie trie						B	Gesundheit am		B	Arbeitsplatz		F		B	Rehabilitation Pädiatrie Psychiatrie Gynäkologie							B		Reha. Päd. Psych. Gyn.	

Oktober				November					Dezember				Januar				Februar				März				
40	41	42	43	44	45	46	47	48	49	50	51	52	1	2	3	4	5	6	7	8	9	10	11	12	13
lebensbedrohlichen						Pflege von chronisch Kranken										Alte Menschen in Gesundheit und Krankheit II									
Funktionsbereiche					B		Chronisch Erkrankte/ Langzeitpflege				B	F			B	Stationäre Pflege (Pädiatrie, Psychiatrie, Orthopädie, Innere, Chirurgie)						B			F
																			EXAMEN						

Anhang

5.2 Kompetenzen im Ausbildungsverlauf

Anfänger ca 1. und 2. Halbjahr	Fortgeschrittene Anfänger ca. 3.–5. Halbjahr	Prüfling 6. Halbjahr/Examen
individuelle Pflegesituationen	**spezielle Pflegesituationen Patientengruppen**	**komplexe Pflegesituationen Patientengruppen**
Wissen und Können aneignen	Weiteres Wissen und Können integrieren	Wissen und Können vertiefen
Durchführungsverantwortung	Übernahmeverantwortung	Kooperations/Delegationsverantwortung
Reflektieren üben und Rückmeldung annehmen	Reflektieren mit Begleitung und Schlüsse für Lernbedarf ziehen	selbstständig reflektieren und Schlüsse ziehen
Lernangebote nutzen, selbstständig festigen	Lernen selbst organisieren und steuern	Selbstverantwortung für das berufliche Lernen
Individuen aller Altersgruppen wahrnehmen und pflegen	Patientengruppen pflegen Angehörige einbeziehen	Berufliches Selbstverständnis im gesellschaftlichen Kontext positionieren
Schritte des Pflegeprozesses kennenlernen und einüben	Pflegeprozess in unterschiedlichen Situationen anwenden	Pflege mit wissenschaftlichen Erkenntnissen begründen
Pflegeaufgaben erfassen und im Pflegeteam arbeiten	mit anderen Berufsgruppen zusammenarbeiten	Pflegeerfordernisse in Teams vertreten und bei Behandlungskonzepten mitwirken

5.3 Kompetenzkriterien

Das Krankenpflegegesetz von 2003 gibt im § 3 (1) lediglich „fachliche, personale, soziale und methodische Kompetenzen" im Ausbildungsziel vor. In der Heidelberger generalistischen Pflegeausbildung sind dieser Struktur Teilkompetenzen zugeordnet.

5.3.1 Personale Kompetenz

Kompetenzkriterien	Merkmale
Autonomie	• setzt sich Ziele • reagiert flexibel auf situative Anforderungen • setzt Prioritäten begründet • trifft Entscheidungen
Selbstreflexivität	• nimmt eigene Erwartungen und Einstellungen wahr und steht dazu • zieht Schlüsse für den Lernbedarf und das eigene Handeln • kennt eigene Stärken und Schwächen • reflektiert die eigene Entwicklung • reflektiert die berufliche Entwicklung

Kompetenzkriterien	Merkmale
Belastbarkeit	• hält den physischen und psychischen Belastungen stand • kennt die eigenen Möglichkeiten und Grenzen • holt sich adäquate Unterstützung, um Anforderungen zu bewältigen • nutzt vorhandene Ressourcen
Eigenverantwortung	• nimmt Verantwortung für die Ausbildung wahr • hält Vereinbarungen ein • nimmt Rücksprache bei Unsicherheit • übernimmt Verantwortung für die eigene Gesundheit • steht zu eigenen Versäumnissen
Offenheit	• ist offen für fremde Erwartungen, Normen und Werte und geht tolerant damit um • ist offen für positive und kritische Rückmeldungen • ist offen für Veränderungen
Lernbereitschaft	• ist bereit, aus eigenen und fremden Erfahrungen zu lernen • zeigt Interesse an Lernangeboten • nutzt Lernmöglichkeiten • erschließt sich selbstständig neues Wissen • bringt sich ein bei der Vereinbarung von Lernaufgaben • übernimmt Verantwortung für die eigene Leistungskontinuität
ethische Grundhaltung	• achtet auf ethische (und moralische) Aspekte • erkennt die eigenen Werthaltungen und die der anderen Menschen und reflektiert sie • entwickelt eigene Positionen auf der Basis ethischer Grundwerte für die Pflege • orientiert das eigene Handeln entsprechend

5.3.2 Fachkompetenz

Kompetenzkriterien	Merkmale
Fähigkeit, Fachwissen anzuwenden	• erwirbt Kenntnisse über fachspezifische Methoden und Verfahren und wendet sie an • wählt Methoden situationsgerecht aus • wendet die pflegerische Fachsprache an • versteht englische Fachsprache
Transferfähigkeit	• übertragt Konzepte und Erfahrungen auf neue Situationen • integriert Pflegewissen und Wissen aus den Bezugswissenschaften in vorhandenes Wissen • erfasst Auswirkungen auf die Weiterentwicklung des Berufs
Problemlösungsfähigkeit	• orientiert Handeln an den Problemen, Zielen und Organisationsbedingungen • handelt bei Bedarf Kompromisse aus

Kompetenzkriterien	Merkmale
Prozesssteuerungsfähigkeit	• plant vorausschauend, bewältigt die Gesamtsituation fachlich und organisatorisch • geht verantwortungsvoll mit der Möglichkeit zu delegieren um
Organisationsfähigkeit	• analysiert und koordiniert Arbeitsprozesse • hierarchisiert anstehende Aufgaben • beachtet die Gesamtsituation • plant Zeitbedarf realistisch ein • nutzt Organisationsstrukturen • geht systematisch vor • bereitet sich auf die Übernahme/Übergabe von Aufgaben vor • teilt wesentliche organisatorische Änderungen frühzeitig mit • macht Vorschläge zur Verbesserung der Organisation
Qualitätsbewusstsein	• informiert sich über Standards/Leitlinien, hält diese ein • bezieht neue Erkenntnisse ein • reagiert flexibel auf situative Erfordernisse • handelt materiell und zeitlich ökonomisch

5.3.3 Methodische Kompetenz

Kompetenzkriterien	Merkmale
Analysefähigkeit	• erfasst und beachtet die individuelle Situation der Patienten • erkennt aktuelle und stehende Probleme und zieht daraus sinnvolle Schlüsse
Ressourcenerschließung	• erschließt die Ressourcen der Patienten • bezieht die Ressourcen des Teams ein
Vernetzungsfähigkeit	• führt Wissen und Methoden im Handeln zusammen • vernetzt das eigene Handeln mit allen Beteiligten (Pflegeteam, Schüler, Angehörige, andere Professionen, Behörden) • stellt eigenes Wissen zur Verfügung unter Wahrung der gebotenen Diskretion • setzt sich wirksam für die Anliegen des Pflegeberufs gegenüber Institutionen und der Öffentlichkeit ein
Planungsfähigkeit	• plant eigenes Handeln vorausschauend • wählt Methoden nach fachlichen Aspekten aus • wendet sie sicher an • entscheidet sich begründet zwischen Standards und situativem Handeln • erstellt strukturierte Pflege- und Arbeitspläne
Selbstständigkeit	• ergreift die Initiative • nutzt Medien gezielt für die Erschließung neuen Wissens
Evaluationsfähigkeit	• überprüft eigenes Handeln kritisch • überprüft die Wirksamkeit der Pflege aus Sicht der Patienten • reflektiert auch unter dem Kosten-Nutzen-Aspekt

Kompetenzkriterien	Merkmale
Selbstpflegefähigkeit	• erkennt die eigene Leistung an • erkennt eigene Grenzen rechtzeitig • schützt sich vor Überforderung
Psychomotorische Fähigkeit	• kann die eigenen Fähigkeiten einschätzen und trainieren • wendet Ausgleichsmethoden rechtzeitig an

5.3.4 Soziale Kompetenz

Kompetenzkriterien	Merkmale
Beziehungsfähigkeit	• geht die beruflichen Beziehungen ein • gestaltet die Beziehungen verlässlich • hält Beziehungen aufrecht • kann Beziehungen abschließen • geht reflektiert mit Nähe und Distanz um
Rollenflexibilität	• nimmt die eigene Rolle in unterschiedlichen Zusammenhängen bewusst ein/wahr • Nimmt die Rollen anderer bewusst wahr und kann sie einschätzen • verdeutlicht ggf. die jeweilige Rolle • sucht Klärung bei Rollenkonflikten
Kommunikationsfähigkeit	• gestaltet die verbale und nonverbale Kommunikation situationsgerecht und eindeutig • nutzt die Kommunikationsregeln • geht auf andere Menschen zu • trennt Meinungen von Tatsachen • bringt Gegenargumente sachlich vor • spricht Gefühle an • äußert Wertschätzung oder Ablehnung eindeutig • gibt Rückmeldung • beendet Kommunikation • wendet Sprache adressatengerecht an
Teamfähigkeit	• baut Arbeitsbeziehungen auf • knüpft Kontakte in der Gruppe und berufsübergreifend • lernt aus unterschiedlichen Perspektiven • zeigt Rücksichtnahme in belastenden Situationen • leistet Beitrag zu gemeinsamen Diskussionen und Beschlüssen • akzeptiert Beschlüsse und trägt sie mit • trägt aktiv zu guter Atmosphäre bei
Konfliktfähigkeit	• nimmt Konflikte wahr und spricht sie an • trägt aktiv zu konstruktiven Lösungen bei • äußert den eigenen Standpunkt • bewältigt Konflikte, ggf. mit Hilfe von außen

Kompetenzkriterien	Merkmale
Kritikfähigkeit	• nimmt Kritik an und setzt sich konstruktiv damit auseinander • hinterfragt Kritik • lernt aus berechtigter Kritik • weist ungerechtfertigte Kritik angemessen zurück • äußert Kritik an anderen sachlich und situationsbezogen
Empathie	• nimmt Situationen aus Sicht der Betroffenen wahr • wendet sich fürsorglich den Patienten zu • achtet die individuellen Bedürfnisse, die Intimsphäre • verhält sich kongruent

5.4 Leistungsüberprüfungen im Ausbildungsverlauf

1. Ausbildungsphase				
Zeitraum	**Aufgabe**	**Modul/Inhalt**	**Schüler**	**Lehrer**
Mai/Juni	Beobachtungsauftrag	Der gesunde Mensch in seinen Lebensphasen Wahrnehmen, Kennenlernen, in Beziehung treten *Ersteindruck, subjektive Wahrnehmung und objektive Beobachtung einer Kommunikationssituation mit einem Kind, Vorübung zum Pflegeprozess*	Präsentation	mündliche und schriftliche Rückmeldung
Mai/Juni	Biografiearbeit	Der gesunde Mensch in seinen Lebensphasen *Lebensgeschichte eines Menschen (65 oder älter), die historischen Kontextbedingungen seines Lebenslaufes, seine Erfahrungen, Prägungen*	Präsentation	mündliche und schriftliche Rückmeldung
Mai/Juni	Projektarbeit	Der gesunde Mensch in seinen Lebensphasen *Thema Ernährung*	Präsentation und Handout	mündliche und schriftliche Rückmeldung
Juli	Pflegeprüfung	*Fallsituationen zu bisherigen Krankenpflegethemen*	mündlich	Benotung
Juli	Klausur 1	Orientierung und Organisation I Wahrnehmen, Kennenlernen, in Beziehung treten Der gesunde Mensch in seinen Lebensphasen Pflege als Beruf Wohlbefinden fördern I und II Bewegung und Belastbarkeit I und II Der Mensch im Krankenhaus I	schriftlich	Benotung

5

Zeitraum	Aufgabe	Modul/Inhalt	Schüler	Lehrer
Sept./Okt.	Praxisauftrag	Pflege als Beruf I *Pflegeprozessübung 1*	schriftlich	schriftliche Rückmeldung
Nov./Dez.	Praxisauftrag	Pflege als Beruf I *Pflegeprozessübung 2*	schriftlich	schriftliche Rückmeldung
Dez.	Klausur 2	*Fallklausur nach Examensmodus*	schriftlich	Benotung
Jan.–Mai	Praxisauftrag	Gesunde Kinder und Jugendliche *Unter Anwendung von Kriterien eine Einschätzung zur Entwicklung von Kindergartenkindern erstellen – Beobachtungsaufgabe*	schriftlich	schriftliche Rückmeldung
Jan.–Mai	Praxisauftrag	Gesunde Kinder und Jugendliche *Thema Kinderarztpraxis – Fallbearbeitung*	schriftlich	schriftliche Rückmeldung
Jan.–Mai	Praxisauftrag	Alter Mensch in Gesundheit und Krankheit *Biografie eines pflegebedürftigen alten Menschen (Bezug zur Pflegeplanung) – Biografiearbeit*	schriftlich	schriftliche Rückmeldung

2. Ausbildungsphase

Zeitraum	Aufgabe	Modul/Inhalt	Schüler	Lehrer
Mai	Klausur 3	*Fallklausur nach Examensmodus*	schriftlich	Benotung
Juli	Praxisauftrag	Public Health I: Gesunde Mütter, gesunde Kinder *Beziehungsbildung in der Familie oder Paarbindung – Lerntagebuch*	schriftlich	schriftliche Rückmeldung
Aug.	Praxisauftrag	Familie *Familientheorien reflektieren*	Referat und Handout	schriftliche Rückmeldung
Sept.	Klausur 4	Familie Ambulante Pflege Wohlbefinden fördern III *(Diabetes mellitus) nach Examensmodus*	schriftlich	Benotung
Sept.–Nov.	Praxisauftrag	Kommunikation in schwierigen Situationen Lösungsmöglichkeiten für Pflegealltag erarbeiten	schriftlich	schriftliche Rückmeldung
Okt./Nov. (2. Einsatz spezielle Pflege)	Praxisauftrag	Pflege als Beruf II *spezielle Pflege, Pflegeprozessübung 3*	schriftlich	schriftliche Rückmeldung mit Benotung

Zeitraum	Aufgabe	Modul/Inhalt	Schüler	Lehrer
Nov./Dez.	Projektarbeit	Public Health: Gesundheitsschutz am Arbeitsplatz *Gesundheit und Gesundheitsförderung am Arbeitsplatz*	Präsentation	mündliche Rückmeldung
Dez.	Projektarbeit	Public Health: Gesundheitsprojekt *Öffentliches Gesundheitswesen, Gesundheit in Heidelberg*	Präsentation	mündliche Rückmeldung
Jan.	Projektarbeit	Männer in Gesundheit und Krankheit *Männer als Gepflegte und Pflegende*	Präsentation	mündliche Rückmeldung
Dez./Jan. (nach Abschluss von 2 Pflegegruppen)	Klausur 5	Frauen in Gesundheit und Krankheit Das Kind im Krankenhaus Rehabilitative Pflege Psychische Gesundheit und psychiatrische Pflege Grundlagen der onkologischen Pflege *Nach Examensmodus*	schriftlich	Benotung
April/Mai	Praxisauftrag	Leben mit Behinderung *frei zu wählender Bearbeitungsansatz*	Referat und Handout bzw. Hausarbeit	mündliche Rückmeldung
Mai	Jahresabschlussprüfung	Frauen in Gesundheit und Krankheit Das Kind im Krankenhaus Rehabilitative Pflege Psychische Gesundheit und psychiatrische Pflege *einschließlich Bezugswissenschaften*	mündlich	Benotung
3. Ausbildungsphase				
Zeitraum	**Aufgabe**	**Modul/Inhalt**	**Schüler**	**Lehrer**
Aug./Sept.	Praxisauftrag	Anleiten und Beraten *Anleiten von Erstjahresschülern*	schriftlich	schriftliche Rückmeldung mit Benotung
Dez.	Praxisauftrag	Pflege als Beruf III *Pflege einer Patientengruppe mit Pflegeprozessübung analog zu den Anforderungen des praktischen Examens, Pflegeprozessübung 4*	schriftlich/ praktisch	schriftliche Rückmeldung mit orientierender Note
Jan.	Examen		schriftlich	Benotung
Feb.	Examen		praktisch	Benotung

Zeitraum	Aufgabe	Modul/Inhalt	Schüler	Lehrer
Feb	Übung	*Fallsituationen aus allen drei Ausbildungsjahren*	mündlich	mündliche Rückmeldung
März	Examen		mündlich	Benotung

5.5 Literaturverzeichnis

Monographien und Sammelwerke

Arnold R, Siebert H: Konstruktivistische Erwachsenenbildung. Von der Deutung zur Konstruktion von Wirklichkeit. Baltmannsweiler: Schneider Hohengehren; 2006

Benner P: Stufen zur Pflegekompetenz. Bern: Huber; 1997

Benner P, Tanner C A, Chesla C A: Pflegeexperten. Pflegekompetenz, klinisches Wissen und alltägliche Ethik. Bern: Huber; 2000

Bundesministeriums der Justiz (Hrsg.): Ausbildungs- und Prüfungsverordnung für die Berufe in der Krankenpflege. Zuletzt geändert durch Art. 35 G v. 2.12.2007. Berlin; 2003

Darmann-Finck D, Böhnke U, Straß K: Fallrekonstruktives Lernen. Ein Beitrag zur Professionalisierung in den Berufsfeldern Pflege und Gesundheit. Frankfurt/Main: Mabuse; 2008

Darmann-Finck I: Problemorientiertes Lernen auf dem Prüfstand. Erfahrungen und Ergebnisse aus Modellprojekten. Hannover: Schlütersche; 2008

Deutscher Berufsverband für Pflegeberufe (DBfK) Hrsg.): ICN-Ethikkodex für Pflegende. Berlin: Eigenverlag; 2006

Deutscher Bildungsrat für Pflegeberufe (Hrsg.): Pflegebildung offensiv. Das Bildungskonzept des Deutschen Bildungsrates für Pflegeberufe. München: Elsevier; 2007

Deutscher Bildungsrat für Pflegeberufe (Hrsg.): Pflegebildung offensiv. Weiterqualifizierung in der Profession Pflege – Inhalte und Strukturen unter bildungspolitischer Perspektive. Berlin: Eigenverlag; 2009

Dielmann G: Krankenpflegegesetz und Ausbildungs- und Prüfungsverordnung für die Berufe in der Krankenpflege. Kommentar für die Praxis. Frankfurt/Main: Mabuse; 2012

Ertl-Schmuck R, Fichtmüller F (Hrsg.): Theorien und Modelle der Pflegedidaktik. Eine Einführung. Weinheim: Juventa; 2010

Europäische Union (Hsg.): 77/454/EWG – Beschluss des Rates vom 27. Juni 1977 zur Einsetzung eines Beratenden Ausschusses für die Ausbildung in der Krankenpflege

Gelhard A: Kritik der Kompetenz. Zürich: Diaphanes; 2011

Geyer E, Rose A, Zwicker-Pelzer R: Systemische Beratung in Pflege und Pflegebildung. Anregungen zur Weiterentwicklung neuer beruflicher Kompetenzen. Leverkusen: Budrich; 2011

Kauffeld S: Kompetenzen messen, bewerten, entwickeln. Ein prozessanalytischer Ansatz für Gruppen. Stuttgart: Schäffer-Poeschel; 2006

Landenberger M: Ausbildung der Pflegeberufe in Europa. Vergleichende Analyse und Vorbilder für eine Weiterentwicklung in Deutschland. Hannover: Schlütersche; 2005

Matzick S: Qualifizierung in den Gesundheitsberufen. Herausforderungen und Perspektiven für die wissenschaftliche Weiterbildung. Weinheim: Juventa; 2008

Olbrich C (Hrsg.): Modelle der Pflegedidaktik. München: Elsevier; 2009

Olbrich C: Pflegekompetenz. Bern: Huber; 2010

Pflügel R: Aufgaben und Kompetenzen für ein neues Pflegeverständnis. Konsequenzen für die Ausbildung und die Tätigkeit von zukünftigen Pflegexperten. München: GRIN; 2010

Reetz L, Reitmann T(Hrsg.): Schlüsselqualifikationen: Fachwissen in der Krise? Dokumentation eines Symposiums in Hamburg. Hamburg: Feldhaus; 1990

Schwarz-Govaers R: Subjektive Theorien als Basis von Wissen und Handeln. Bern: Huber; 2005

Siebert H, Reich K, Voss R: Pädagogischer Konstruktivismus. Lernzentrierte Pädagogik in Schule und Erwachsenenbildung. Weinheim: Beltz; 2005

Klusen N, Meusch A (Hrsg.): Zukunft der Pflege in einer alternden Gesellschaft. Konzepte, Kosten, Kompetenzen. Sinzheim: Nomos; 2009

Kösel E: Die Theorie der Subjektiven Didaktik. Bahlingen: SDV; 2002

Kösel E: Die Konstruktion von Wissen. Eine didaktische Epistemologie. Bahlingen: SDV; 2007

Kösel E: Die Entwicklung postmoderner Lernkulturen. Ein Plädoyer für den Umbau der Schule. Bahlingen: SDV; 2007

Kultusministerkonferenz (Hrsg.): Handreichung für die Erarbeitung von Rahmenlehrplänen der Kultusministerkonferenz für den berufsbezogenen Unterricht in der Berufsschule und ihre Abstimmung mit Ausbildungsordnungen des Bundes für anerkannte Ausbildungsberufe. Bonn; Eigenverlag; 2007

Mayring P: Qualitative Inhaltsanalyse. Grundlagen und Techniken. Weinheim: Beltz, J; 2010

Sahmel K H: Pflegerische Kompetenzen fördern. Pflegepädagogische Grundlagen und Konzepte. Stuttgart: Kohlhammer; 2009

Schewior-Popp S: Lernsituationen planen und gestalten. Handlungsorientierter Unterricht im Lernfeldkontext. Stuttgart: Thieme; 2005

Schneider R u. a.: Wandel der Lehr- und Lernkulturen. Gütersloh: Bertelsmann; 2009

Sozialministerium Baden-Württemberg (Hrsg.): Vorläufiger Landeslehrplan Baden-Württemberg für die Ausbildung zur Gesundheits- und Krankenpflegerin oder zum Gesundheits- und Krankenpfleger oder zur Gesundheits- und Kinderkrankenpflegerin oder zum Gesundheits- und Kinderkrankenpfleger; 2004

Simon F: Die Kunst, nicht zu lernen. Und andere Paradoxien in Psychotherapie, Management, Politik. Heidelberg: Auer; 2010

Stöver M: Die Neukonstruierung der Pflegeausbildung in Deutschland. Eine vergleichende Studie typischer Reformmodelle zu Gemeinsamkeiten und Differenzen sowie deren Nachhaltigkeit. Lage: Lippe; 2010

Transfernetzwerk Innovative Pflegeausbildung (TIP) (Hrsg.): Bildung für die Pflege der Zukunft: Modelle, Diskurse, Entwicklungsbedarf. Dokumentation der Fachtagung in Fulda 7. März 2008. Bremen: Universität; 2008

Transfernetzwerk Innovative Pflegeausbildung (TIP) (Hrsg.): Pflegen lernen in der praktischen Ausbildung. Innovative Konzepte und Ergebnisse. Dokumentation der Fachtagung in Heidelberg 6. März 2009. Bremen: Universität; 2009

Warmbrunn A (Hrsg.): Werkstattbücher Gesamtpaket/Themenbereiche und Lernfelder im Pflegeunterricht. Werkstattbücher zu Pflege heute. München: Elsevier; 2005

Zapletal U: Theoretisch-didaktische Überlegungen zur Fundierung des fächerübergreifenden Unterrichts als ein vernetztes Unterrichtskonzept. Wien: Kaliber; 2010

Zeitschriften

Beck F u. a.: AuBiKo.futuri – zukunftsfähiges Ausbildungskonzept für die Pflegeberufe in Deutschland. Pr-InterNet.info, Mönchaltorf. 6:2;01.02.2004; S. 69–80

Büscher C: Lernbegleitung. Padua, Mai 2010; S. 10–16

Görres S, Wiche I: Ausbildung – Modellprojekte vernetzen. Pflege aktuell, Berlin. 59:1; 01.01.2005; S. 8–11

Herbst U u. a.: Stellungnahme der Pflegeverbände zur generalistischen Ausbildung. Kinderkrankenschwester. 19:9; 01.09.2000; S. 371–372

Jacob C: Im Zeichen des Ypsilon. Die Perspektiven der Fachschulen. Padua, September 2006; S. 58–59

Keogh J: Reformprozesse in der Pflegeausbildung. Die Perspektive der Hochschulen. Padua, September 2006; S. 55–57

Klug E: Generalistische Ausbildung Modellversuch ein Jahr im Rückblick: Die Wannsee-Schule Berlin setzt eine Vision in die Praxis um. Heilberufe, Berlin. Jahrgang: 57, Heft: 11, 01.11.2005; S. 56–59

Neiheiser R, Steffen P, Löffert S: DKI-Gutachten Organisation und Finanzierung der Pflegeausbildung heute. Die Schwester – Der Pfleger, Melsungen 50:2; 01.02.2011; S. 152–156

Müller K: Trends in der Pflegebildung: Ergebnisse deutscher Modellprojekte. Pflegewissenschaft 04/09

Stöver M: Evaluationsstudie: Das Best Practice-Modell der Pflegeausbildung. Die Schwester – Der Pfleger, Melsungen. 49:11;01.11.2010; S. 1122–1126

Weidner F, Rottländer R, Schwager S: Pflegeausbildung in Bewegung – Gegenwart und Zukunft. Die Schwester – Der Pfleger 45/Juni 2006. S. 762–766

Sachverzeichnis

A

B

C

D

E

L

M

N

O

P

Q

R

S

T

U

V

W

Z

Für alle,

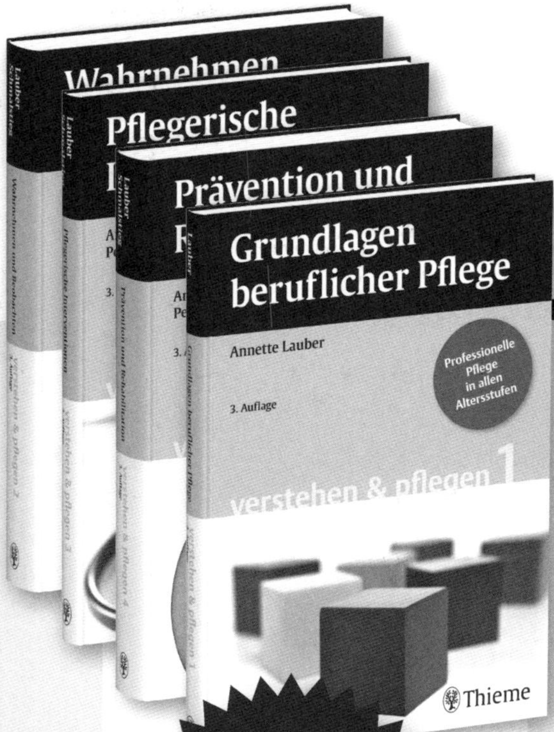

++ neu ++ neu ++ neu ++ neu ++ neu

Als Set
für ca. 134,99 € [D]

Die Reihe „verstehen und pflegen" für die integrative Ausbildung

- Alle Altersgruppen und Pflegesettings werden behandelt
- Die Gemeinsamkeiten der drei Ausbildungsgänge stehen im Vordergrund, die Besonderheiten bei Kindern und älteren Menschen werden gesondert betrachtet
- Tiefgehendes, sehr fundiertes Wissen
- Jeder Band ist isoliert nutzbar

Neu in der 3. Auflage

- Neues Kapitel zu Qualitätsmanagement
- Pflegewissenschaft und -forschung komplett neu geschrieben
- Assessmentinstrumente zur Mangelernährung und Schmerzbeurteilung bei Demenz
- neue Reanimationsrichtlinien
- Expertenstandards „Ernährung" und „chronische Wunden" plus Wundtafel
- Lagerungstechniken zum Bobath-Konzept komplett neu, inkl. Fotos
- Dekubitusprophylaxe komplett überarbeitet

Jetzt bestellen!

Telefonbestellung: 07 11/89 31-900
Faxbestellung: 07 11/89 31-901
Kundenservice @thieme.de
www.thieme.de

Preisänderungen und Irrtümer vorbehalten. Lieferung zzgl. Versandkosten. Bei Lieferungen in [D] betragen diese 3,95 € pro Bestellung. Ab 50 € Bestellwert erfolgt die Lieferung versandkostenfrei. Bei Lieferungen außerhalb [D] werden die anfallenden Versandkosten weiterberechnet. Schweizer Preise sind unverbindliche Preisempfehlungen.